DES

CORPS ÉTRANGERS DU RECTUM

LEURS MIGRATIONS DANS L'INTESTIN

ET

LEUR HISTOIRE

La Maladie nous est un objet de pitié
et non pas de scandale.

PAR

Camille GÉRARD,

Docteur en médecine de la Faculté de Paris,
Licencié ès sciences physiques.
Ancien préparateur du cours de chimie minérale au Collége de France,
Ancien répétiteur à l'École pratique des Hautes-Études.

PARIS
V. ADRIEN DELAHAYE ET Cie, LIBRAIRES-EDITEURS
Place de l'Ecole-de-Médecine.

1878

DES

CORPS ÉTRANGERS DU RECTUM

LEURS MIGRATIONS DANS L'INTESTIN

ET

LEUR HISTOIRE

DES

CORPS ÉTRANGERS DU RECTUM

LEURS MIGRATIONS DANS L'INTESTIN

ET

LEUR HISTOIRE

La Maladie nous est un objet de pitié
et non pas de scandale.

PAR

Camille GÉRARD,

Docteur en médecine de la Faculté de Paris,
Licencié ès sciences physiques.
Ancien préparateur du cours de chimie minérale au Collége de France,
Ancien répétiteur à l'École pratique des Hautes-Études.

PARIS
V. ADRIEN DELAHAYE ET Cie, LIBRAIRES-EDITEURS
Place de l'Ecole-de-Médecine.

1878

DES

CORPS ÉTRANGERS DU RECTUM

LEURS MIGRATIONS DANS L'INTESTIN

ET

LEUR HISTOIRE

M. Studsguaard, de Copenhague, communiquait à la Société de Chirurgie de Paris, le 25 septembre dernier, une observation remarquable de corps étranger du rectum, extrait par laparo-entérotomie, avec un plein succès.

A quelque temps de là, M. le professeur Verneuil ayant bien voulu nous proposer comme sujet de thèse inaugurale la question des corps étrangers du rectum, nous conseilla de l'étudier surtout dans les observations publiées jusqu'à ce jour, en recherchant les causes de la migration des corps solides dans l'intestin.

Ce travail n'a trait ni aux corps étrangers venus de l'estomac, ni à ceux formés dans l'appareil digestif, comme les concrétions intestinales, les calculs biliaires, mais seulement aux corps étrangers introduits par les voies inférieures dans un but thérapeutique ou autre.

Parmi les nombreuses observations que nous avons trouvées dans les divers recueils, vingt-cinq plus complètes ont été résumées dans un tableau synoptique D qui précède les observations (page 59). Dans ce tableau, on verra les faits se disposer d'eux-mêmes au point de vue des altérations d'organes, des signes, du pronostic et du traitement, dans deux catégories : corps étrangers restés dans le rectum, corps étrangers remontés dans l'S iliaque et au delà. Les quatre points de dissemblance ci-dessus énoncés nous fourniront quatre chapitres, et chacun d'eux comprendra deux paragraphes. Nous donnerons ensuite vingt-cinq observations soit résumées soit dans le texte original, suivant leur importance, puis nous terminerons par la liste des faits parvenus à notre connaissance et un index bibliographique.

Quant aux causes du stationnement des corps solides dans le rectum ou de leur ascension dans l'S iliaque, l'étude des observations les fait entrevoir nombreuses et d'importance évidemment différente ; mais si, tenant compte de cette subordination des causes possibles, on retranche successivement de la liste des faits, les séries de faits où chacune des causes devient manifeste et suffisante, on constate rapidement l'importance relative des causes et la légitimité de cette recherche par voie d'élimination.

C'est ce travail d'analyse que nous présentons tout d'abord à la bienveillance de nos juges.

CHAPITRE I

DES CAUSES DE LA MIGRATION DES CORPS ÉTRANGERS DANS LE GROS INTESTIN

Il n'y aura pas de migration, si le corps étranger présentant des extrémités plus ou moins effilées se fixe dans la paroi intestinale, ou la déprime en angles aigus, d'où il ne peut plus se dégager, ou encore s'il est immobilisé par une invagination de la muqueuse. Tels sont les cas de Scarpa (obs. 3), de Desault (obs. 6), de Raffy (obs. 15) et de Huguier (obs. 22). Actuellement, nous n'avons pas à tenir compte de ces observations.

Soit donc un corps mobilisable dans le rectum, la première condition, pour qu'il puisse remonter dans l'S iliaque, c'est qu'il ait une circonférence tout au plus égale à celle du gros intestin, au niveau de l'angle sacro-vertébral, soit 16 à 18 centimètres (1).

(1) D'après Simon (Arch. für Klinische Chirurgie, t. XV, 1873), « l'anus forme dans sa plus grande dilatation, qui en circonférence est de 25 centimètres au plus, une extrémité étroite à la partie la plus large du rectum... La plus grande largeur de la cavité rectale est à environ 6 ou 7 centimètres de l'anus, et sa dilatation peut être portée en ce point à 25 ou 30 centimètres ; à partir de ce point jusqu'à l'extrémité supérieure du tiers moyen, elle diminue graduellement jusqu'à 20 ou 25 centimètres, et de là elle diminue rapidement jusqu'au milieu du tiers supérieur où elle n'a plus que 16 ou 18 centimètres de circonférence. La partie la plus étroite est à la courbure sigmoïde. La base du pouce (d'une main introduite dans le rectum) est en ce point à 12 ou 14 centimètres de l'anus, et la moitié de la main peut s'avancer à travers la partie supérieure du rectum dans le commencent de l'S iliaque. »

Prenons dans le tableau D les cas où l'objet avait plus de 18 centimètres de circonférence et cherchons quelle situation il a prise dans l'intestin, nous formons ainsi le tableau A.

TABLEAU *A*.

		Circonférence.	Situation.
Obs.	1	22 centim.	dans l'S iliaque.
—	4	19 —	dans le rectum.
—	5	22 —	Rectum.
—	7	22 environ	Rectum.
—	18	22 centim.	Rectum.
—	19	22 —	Rectum.
—	20	22 —	Rectum.
—	21	22 —	Rectum.

Sur 8 cas, une seule fois nous voyons (obs. 1) un objet de plus de 18 centimètres de circonférence, s'engager dans les portions supérieures du gros intestin ; nous trouverons plus tard la raison de ce fait exceptionnel, constatons seulement que 7 fois sur 8 les corps étrangers de l'intestin ne portent pas la dilatation de l'S iliaque au-delà des limites indiquées par Simon.

Comme nous avions cru remarquer que la longueur de l'objet influait sur sa progression dans l'intestin, nous avons rapproché, en notant cette longueur, les cas dans lesquels la circonférence de l'objet ne mettait pas d'obstacle au déplacement. Nous devions aussi tenir compte des affirmations du malade de Closmadeuc (obs. II) et des réflexions de ce chirurgien relativement à l'influence de la forme conique des corps étrangers. Sur ces deux données, longueur et forme de l'objet, nous avons dressé le tableau B.

TABLEAU *B*.

		Longueur de l'objet.	Forme.	Situation.
Obs.	1	22 centim.		Côlon transverse.
—	2	16 —	conique pointe en haut.	Côlon transverse.
—	8	22 —		Rectum.
—	12	20 —		Rectum et S iliaque.
—	14	22 —	conique pointe en haut.	Côlon transverse.
—	17	28 —	conique pointe en bas.	Rectum. (expulsion facile)
—	24	23 —		S iliaque.
—	25	17 —	conique pointe en haut.	S iliaque.

L'inspection de ce tableau montre l'influence de la forme conique de l'objet, bien plus considérable que celle de la longueur.

Dans l'observation XVII, l'objet avait une forme conique, et sa petite extrémité tournée en bas; il ne s'est pas engagé complètement dans l'S iliaque, et on l'a extrait facilement par l'anus. Ce cas toutefois n'est pas très-significatif, car l'objet avait 28 centimètres de longueur, et nous n'avons pas d'exemple d'objet aussi long ayant franchi l'angle sacro-vertébral.

Dans les observations II, XIV, XXV, les corps étrangers avaient une forme conique avec leur petite extrémité tournée en haut; ils ont franchi l'angle sacro-vertébral et se sont engagés complètement dans l'S iliaque ou le côlon transverse.

Cette constance de l'ascension d'un corps conique introduit par la petite extrémité est une confirmation importante des assertions du malade de Closemadeuc et des réflexions de ce chirurgien, elle donne même quelque valeur à l'observation XVII.

On peut dire actuellement que, *selon toute vraisemblance, un objet conique introduit dans le rectum par sa petite extrémité, remontera dans l'S iliaque, tandis qu'il restera dans le rectum, d'où il sera expulsé facilement, s'il a été introduit par son extrémité la plus large.*

Si la longueur de l'objet a quelque influence sur la progression des corps étrangers dans l'intestin, cette influence n'est guère mise en évidence par les faits connus, car si nous retirons du tableau B les cas où la progression a été due à la forme, il nous reste les cas 1, 8, 12, 17, 24, dans lesquels des objets de longueur à peu près égale sont tantôt passés dans l'S iliaque, tantôt restés dans le rectum.

Ainsi, *la longueur des corps étrangers ne paraît pas avoir d'influence sur leur marche dans l'intestin.*

Dans les observations VIII, XII, XVII, les corps étrangers étaient partiellement engagés dans l'S iliaque, simplement pour cette raison que, introduits dans le rectum, ils dépassaient, par leur longueur, 22, 20, 28 centimètres la limite supérieure de cet intestin ; mais pourquoi les objets signalés dans ces observations ne se sont-ils pas, comme ceux des observations I et XXIV, engagés complètement dans l'S iliaque? Pour le savoir, formons, avec les cinq cas ci-dessus indiqués, un tableau qui réunisse les données relatives à la longueur des corps étrangers, à leur circonférence, à la durée de leur séjour dans l'intestin, à la nature des accidents antérieurs à l'intervention chirurgicale,

TABLEAU *C*.

		Longueur.	Circonférence.	Durée du séjour.	Accidents antérieurs à l'intervention chirurgicale.	Situation.
Obs.	1	22 centim.	23 centim.	1 mois?	contractions intestinales énormes.	S iliaque.
—	8	22 centim.	13 centim.	5 jours	pas de douleurs.	Rectum.
—	12	20 environ	8?	qq. heures?	on craint l'inflammation.	Rectum.
—	17	20 centim.	8?	qq. heures?	pas d'accidents.	Rectum.
—	24	23 —	10	9 jours.	douleurs très-vives.	S iliaque.

nous voyons que *la circonférence de l'objet, si elle lui interdit le passage dans l'S iliaque, alors qu'elle est supérieure à 18 centimètres, ne favorise nullement ce passage lorsqu'elle est inférieure à cette limite.*

Dans le tableau C, le séjour prolongé de l'objet dans l'intestin coïncide avec le passage de cet objet dans les portions supérieures de l'intestin, il coïncide aussi avec les douleurs très-vives et les contractions intestinales énormes qui appartiennent à l'obstruction intestinale. Nul doute, dans le cas d'Alibran (obs. I), la présence longtemps continuée du corps étranger dans l'intestin a été la cause de ces contractions intestinales extraordinaires qui étreignaient la main de l'observateur « de la même manière et avec autant de force que la matrice pendant le part. » Que ces contractions aient pu surdistendre le calibre de l'intestin de 4 centimètres, nous le croyons volontiers, quand nous entendons le chirurgien attribuer une rupture intestinale à la présence de sa main qu'on a vue « injectée, tremblante, paralysée » par leur action puissante.

Ce sont ces contractions insolites qui ont porté dans le côlon transverse du malade de Closmadeuc (obs. II) un objet pesant 650 gr.; elles sont de même ordre sans doute que ces contractions violentes qu'on observe chez l'animal au moment de l'agonie et qui produisent des mouvements de déplacement relatif des anses intestinales les unes sur les autres.

Ce dernier fait, dû uniquement à l'action des fibres musculaires longitudinales de l'intestin, et la prédominance dans le gros intestin des fibres musculaires longitudinales sur les fibres circulaires nous font nous demander si les mouvements de transport dans l'intestin ne sont pas dus, contrairement à ce que l'on croit, plutôt aux fibres longitudinales qu'aux fibres circulaires.

S'il en était ainsi, on comprendrait que les fibres longitudinales prenant sur un corps étranger conique, des points d'adhérence plus nombreux à la petite extrémité qu'à la grosse, à cause de la différence des surfaces de ces extrémités, l'objet conique fût attiré du côté de sa pointe : tandis qu'on ne s'explique pas comment la propulsion exercée par les fibres circulaires pourrait chasser un objet conique toujours du côté de sa pointe. Mais nous avons fait un travail historique, quittons ces hypothèses jusqu'à ce que la physiologie nous ait appris si les contractions des fibres longitudinales et celles des fibres circulaires commencent et finissent en même temps, et lesquelles de ces fibres, dans les différentes portions de l'intestin sont les plus puissantes. Disons seulement que *le séjour prolongé d'un corps étranger dans le rectum peut déterminer des contractions intestinales d'une puissance extraordinaire, capables de faire passer le corps étranger dans l'S iliaque, même avec surdistension du calibre de cet intestin.*

CHAPITRE II.

DES ALTÉRATIONS D'ORGANES PRODUITES PAR LES CORPS ÉTRANGERS DU GROS INTESTIN.

1° *Corps étrangers restés dans le rectum.*

La paroi rectale irritée par le contact étranger passe, si l'expérience dure assez longtemps, par tous les degrés de l'inflammation, depuis la simple rougeur érythémateuse, l'injection vasculaire de la muqueuse, jusqu'à l'épaississement et l'ulcération de ses différentes tuniques.

L'observation VI de Desault nous montre une des premières phases de la rectite ; le gonflement de la muqueuse qui s'était invaginée sous forme de tumeur dure dans la cavité du corps étranger. Elle détermina des douleurs vives et une hémorrhagie abondante. Un degré de plus, et nous passons au phlegmon périrectal aigu qui enleva le malade de Velpeau (obs. VII).

Au début, la rectite ne s'accompagne pas d'ordinaire de sécrétions anormales, mais bien d'une constipation due à l'inflammation commençante, due à la douleur et à la contraction qu'elle produit, due aussi à l'obstacle mécanique apporté au cours des matières. Plus tard, les fibres musculaires se sont fatiguées, la muqueuse s'est épaissie, ulcérée, elle sécrète des matières glaireuses et sanguinolentes qui, mêlées de matières fécales, pourraient faire considérer le patient comme atteint de diarrhée, tandis qu'avec la rectite, il a une obstruction intestinale, un arrêt des matières déterminé par la présence du corps étranger.

L'observation V, si complète, de M. Laroyenne, nous signale cette diarrhée persistante et involontaire (1), provoquée par la présence d'un corps étranger; elle nous fait constater ensuite le passage de la rectite à l'état chronique. Le corps étranger était resté 54 jours dans le rectum, à l'autopsie, dit l'observation, on trouva la muqueuse rectale épaissie (2), ulcérée par places, le tissu cellulaire périrectal induré, faisant corps avec l'intestin, contenant çà et là quelques foyers de suppuration.

C'est là en quelques mots toute l'histoire de la rectite chronique et du phlegmon périrectal chronique mortels. Le malade a succombé à l'épuisement produit par la diarrhée continue, il n'a eu aucun signe de péritonite, l'autopsie montra le péritoine sain, à l'exception d'une légère teinte opaline que présenta le péritoine du petit bassin.

Ainsi, lorsque la mort est survenue, la rectite chronique compliquée de phlegmon péri-rectal, allait se compliquer en outre de péritonite par simple propagation.

C'est d'ordinaire par ulcération ou gangrène que se fait

(1) On la retrouve aussi dans l'observation de M. Gillette (Obs. VIII).

(2) Bergeon (cité par Delens, art. Rectum du Dict. encyclop.) à l'autopsie d'un idiot adonné aux pratiques contre nature, trouva l'anus et la partie inférieure de l'intestin très-dilatés, infundibuliformes. La muqueuse du rectum était noirâtre, boursouflée, ulcérée en plusieurs endroits. La tunique musculaire et le tissu cellulaire de l'intestin considérablement hypertrophiés avaient une épaisseur de 4 à 5 lignes.

le passage à cette terrible complication. L'observation de MM. Lane et Owen (obs. VIII), nous montre une péritonite avec perforation de la partie supérieure du rectum, produite par le contact de corps étrangers, en outre, dit l'observation, toute la muqueuse du rectum était d'une couleur sombre, presque en état de gangrène.

Les organes génito-urinaires fournissent, comme on le verra bientôt, des signes quelquefois révélateurs de la présence de corps solides dans l'intestin, mais dans les cas mortels que nous aurons à citer, ils n'ont pas présenté d'altération à l'autopsie.

2° *Corps étrangers remontés dans l'S iliaque et au-delà.*

L'inflammation du péritoine est la seule, mais redoutable et trop fréquente lésion produite par l'engagement des corps étrangers dans l'S iliaque et dans le côlon transverse.

Des cinq cas, tous mortels, que j'ai réunis, quatre sont relatifs à des péritonites avec perforation. Dans trois de ceux-ci, ceux d'Alibran (1), Lane et Owen (9), Tillaux (obs. X), la mort survint deux ou trois jours après le début de la péritonite.

Dans celui de Montonari (obs. XI), il est dit que la mort survint cinq jours après l'introduction du corps étranger, mais il est dit en même temps qu'à l'autopsie, la rupture intestinale fut trouvée complétement cicatrisée ; c'est là un fait remarquable, il permet de croire que la péritonite s'est produite peut-être indépendamment de cette rupture, il permet aussi de se demander si en l'absence du corps étranger et de tout épanchement de matières dans le péritoine, la guérison de la rupture intestinale n'eût pas été possible. Quoi qu'on doive en penser, le fait de Lane et Owen montre au moins que dans le cas de perforation, c'est le passage des matières dans la cavité péritonéale, bien plus que le fait de la perforation, qui détermine la mort rapide.

Dans le cas de Closmadeuc, il n'y a pas eu de perforation, c'est la simple présence du corps étranger dans le côlon transverse qui a déterminé une péritonite mortelle en sept jours.

Ainsi, mort en deux ou trois jours par perforation, mort presque subite par irruption des matières dans le péritoine, mort en sept ou huit jours dans le cas de péritonite par propagation, tels sont les accidents produits par les corps étrangers dans les portions supérieures du gros intestin.

CHAPITRE III.

DES SIGNES RÉVÉLATEURS DE LA PRÉSENCE DES CORPS ÉTRANGERS DANS L'INTESTIN.

1° *Corps étrangers restés dans le rectum.*

Un malade se plaint d'incontinence d'urine (Gillette obs. VIII), de difficultés pour uriner, et cependant le cathétérisme a démontré l'intégrité de l'urèthre et de la vessie (Laroyenne, obs. V). Il se plaint d'une constipation excessive (Nollet, obs. XII), et se livre à des efforts d'expulsion inutiles (Dor., obs. XIII), il accuse une douleur brûlante à l'anus, la sensation d'un poids, d'un bouchon dans le rectum. Plus tard, il est atteint de diarrhée glaireuse, sanguinolente. involontaire avec douleur au périnée, s'irradiant dans les cuisses et dans les lombes (Desormeaux, obs. IV). Peut-être a-t-il une hémorrhagie anale abondante (Raffy, obs. XV).

On reconnaît là une inflammation aiguë ou chronique du rectum.

La recherche des commémoratifs, l'examen par la vue et le toucher rectal vont permettre de remonter à la cause de cette affection.

On s'informera si le malade plus ou moins amaigri n'a pas été atteint depuis quelque temps de coliques violentes et de diarrhée, car la rectite accompagne assez souvent l'entérocolite, surtout chez les enfants.

Des lavements purgatifs, des suppositoires irritants auraient pu donner lieu aussi à un ensemble symptomatique, comparable à celui qui vient d'être indiqué ; il en est de même des purgatifs drastiques, tels que la coloquinte, la gomme gutte, surtout l'aloès en raison de son action élective sur le rectum, voire même la rhubarbe, si l'usage en a été longtemps prolongé.

Par l'inspection de la région anale, on pourra trouver des hémorrhoïdes enflammées, accompagnées d'eczéma, d'érythème ou même des hémorrhoïdes suppurées produisant alors ce qu'on a appelé la leucorrhée anale ; l'anus devient aussi quelquefois le siége d'un écoulement blennorrhagique. Dans cette région on rencontrera encore des chancres non infectants multiples, ou de nombreuses manifestations de la syphilis : chancres, rhagades, plaques muqueuses et condylomes.

Des oxyures vermiculaires, logés dans les replis du

sphincter, sont surtout fréquents chez les enfants; ils peuvent aussi déterminer de la douleur, du ténesme, d'où écoulement muqueux et même une diarrhée sanguinolente.

La muqueuse rectale peut apparaître en état de prolapsus et atteinte d'inflammation par l'effet du contact de l'air ou des vêtements.

Enfin, dans certains cas, la région anale se montrera déprimée infundibuliforme. On notera ce détail et on pratiquera le toucher rectal.

La possibilité de la blennorrhagie rectale, bien que cette affection soit très-rare, ne devra pas être oubliée, le chirurgien se défiera du jet de pus qui pourrait se produire au moment de l'introduction du doigt dans le rectum.

Une fois engagé dans l'intestin, le doigt du chirurgien pourra constater l'existence de paquets hémorrhoïdaux de rétrécissements syphilitiques ordinairement placés à 4 ou 5 centimètres de l'anus, de brides plus éloignées signalées par M. Tillaux, comme servant de points de départ à des fistules, à des suppurations du rectum. Ces brides et ces rétrécissements annulaires ont souvent pour effet, ainsi que M. Chaume (1) en a publié un remarquable exemple, d'arrêter au-dessus d'eux des corps étrangers venus de l'estomac; ceux-ci fermant complétement la voie aux matières fécales produisent l'obstruction intestinale. Les exemples sont nombreux aussi de corps même volumineux venus de l'estomac, et fixés dans la paroi rectale par leurs extrémités aiguës, tels sont ceux de M. Marcé (2), du Dr Grünblatt, etc. (3).

(1) Bull. de la Soc. anat., 1870.

(2) Porte-crayon avalé, arrêté dans le rectum. Bull. Soc. anat., 1861.

(3) Côte de chevreau avalée, arrêtée dans le rectum. Wiener med. Presse, 1875.

D'autres fois le doigt tombera sur des corps solides que leur consistance, que l'existence antérieure d'une constipation opiniâtre démontreront être des concrétions de matières fécales.

Enfin, la sensation d'un corps dur de grandes dimensions, à arètes vives, laissera peu de doutes sur l'introduction d'un corps étranger par l'anus, et le chirurgien, parvenu à ce point de son examen, obtiendra facilement du patient ou de l'entourage des détails suffisants pour établir l'origine de l'accident.

Mais les recherches ne sont pas finies. Si le corps étranger est senti facilement avec le doigt, il faut s'efforcer d'acquérir sur ses dimensions, la nature rugueuse ou polie de sa surface, des notions qui rectifieront souvent les renseignements, intentionnellement faux, donnés par le malade.

Parmi les 34 observations intéressantes, dont j'ai cru devoir tenir compte, 17 sont relatives à des corps étrangers restés dans le rectum, les signes qui y sont mentionnés appartiennent uniquement à la rectite. Quant aux complications tardives de phlegmon périrectal et de péritonite, elles sont survenues dans ces cas, alors que le diagnostic était fait depuis longtemps, ce sont des accidents dont nous avons parlé à propos des lésions produites par les corps étrangers. Même remarque à faire à propos des cas de Tillaux (10) et de Montanari (11), dans lesquels la mort est arrivée par gangrène, par perforation intestinale et par péritonite, lors de l'introduction du corps vulnérant. Ces derniers cas appartiennent à la catégorie des corps étrangers, logés partie par le rectum, partie dans l'S iliaque, et il est remarquable que si dans cette situation les corps étrangers ont donné quelquefois des signes d'occlusion intestinale, ils n'ont point produit de signes de péritonite comme en produisent les corps libres dans les portions supérieures du gros intestin. Nous reviendrons bientôt sur cette différence.

Un corps étranger peut se trouver très-haut dans le rectum, hors de la portée du doigt et n'être senti que par le palper abdominal, aussi ce moyen d'exploration devra-t-il toujours accompagner le toucher retal. On a soupçonné ainsi dans l'intestin la présence d'un corps étranger, et avec des sondes ou des pinces introduites dans le rectum on en a senti l'extrémité inférieure ; c'est le cas, si l'état de dilatabilité de l'anus le permet, d'introduire la main dans le rectum, à la manière de Simon d'Heidelberg, pour aller explorer et reconnaître l'objet avec l'extrémité des doigts et peut-être pour l'extraire; mais on ne tentera pas l'extraction s'il fallait, pour cela, porter la main jusqu'à l'angle sacro-vertébral.

2° *Corps étrangers dans l'S iliaque.*

Dans les cinq observations que j'ai réunies de corps étrangers remontés dans les portions du gros intestin, supérieures au rectum, on trouve mentionnés quatre fois les signes d'étranglement interne plus ou moins compliqué de péritonite : douleurs abdominales très-vives, vomissements bilieux et fécaloïdes, ballonnement du ventre, constipation, puis fièvre. Dans cet état grave, le patient fait des aveux, mais le chirurgien continue son examen de la manière suivante :

Après avoir constaté qu'il n'y a pas de hernie ou du moins pas d'étranglement, que le testicule n'est ni enflammé, ni étranglé à l'anneau, qu'il n'existe pas d'adénite crurale étranglée dans un orifice fibreux, on recherchera s'il n'y a qu'occlusion intestinale, ou bien si la péritonite a déjà commencé son évolution. La température du corps sera ici le grand moyen de diagnostic, car dans la péritonite, la température est toujours au-dessus de la normale, tandis que dans l'occlusion intestinale la température reste au-dessous de la normale. Quant au frisson marquant le début de la péritonite (1), au ballonnement du ventre moins considérable dans la péritonite que dans l'occlusion, à la matité sous-ombilicale plus marquée dans la péritonite, à la douleur plus rapidement généralisée dans cette dernière maladie, à la constipation et à l'absence absolue d'émission de gaz par l'anus, constante dans l'occlusion intestinale, quant à la nature des vomissements qui sont bilieux et fécaloïdes dans l'occlusion, verdâtres, porracés dans la péritonite. Ce sont là de l'avis de M. Duplay (2) des nuances bien difficiles à distinguer dans le passage de la première affection à la seconde.

Cette distinction à un moment donné entre l'occlusion et la péritonite, dont la température sera le principal élément, est cependant d'une importance capitale, car la péritonite déclarée interdit toute intervention chirurgicale, et l'absence de péritonite exige l'intervention la plus hâtive possible.

Nous venons de voir que les corps étrangers des parties supérieures du gros intestin donnent des signes d'occlusion intestinale, passant rapidement à la péritonite. Au contraire, les corps étrangers situés partie dans l'*S* iliaque, partie dans le rectum ne produisent que la rectite, quel-

(1) Henrot. Des pseudo-étranglements que l'on peut rapporter à la paralysie de l'intestin. Th. Paris, 1865.

(2) Quelques faits de péritonite simulant un étranglement interne. Arch. gén. de méd., 1876, p. 513.

quefois l'occlusion intestinale, mais jamais la péritonite rapide. Quelle peut être la raison de cette différence? Dans les deux situations, le corps étranger est en contact avec la muqueuse de l'*S* iliaque, mais dans le cas où il est complètement indépendant du rectum, il peut exécuter dans l'intestin, sous l'influence des contractions énormes signalées par Alibran, des mouvements plus nombreux, plus étendus que s'il était retenu partiellement dans le rectum. Ce serait là, selon nous, une des causes de la gravité si différente dans les deux situations, mais la raison determinante, c'est la tolérance plus grande que donne au rectum et à l'*S* iliaque leur fonction de réservoir.

CHAPITRE IV

PRONOSTIC

C'est au point de vue du pronostic surtout que la situation du corps étranger dans l'intestin acquiert une valeur indiscutable.

Les 34 observations dont on trouverâ la liste à la page 42 ont fourni 8 cas de mort, soit 23.5 0/0 représentant le rapport de la mortalité générale au nombre total des cas.

Quant à leur situation dans l'intestin, les corps étrangers dont il est question se répartissent ainsi qu'il suit dans les trois catégories déjà considérées.

Corps étrangers passés dans les portions supérieures de l'intestin. Indépendantes du rectum.	Corps étrangers engagés partiellement dans l'S iliaque, partiellement dans le rectum.	Corps étrangers restés dans le rectum.
Obs. Alibran.	Obs. Scarpa.	Obs. Marchettis.
— Closmadeuc.	— Désormeaux.	— Gérard.
— Réali.	— Gillette.	— Bonhomme.
— Studsgaard.	— Tillaux.	— Desault (pot)
— Howison.	— Montanari.	— Cumano.
	— Dor (pilon).	— Dor (fourchette).
	— Thomas.	— Reymonet.
	— Velpeau (fiole).	— Cloquet.
	— Huguier.	— Velpeau (chope).
	— Nollet ?	— Parker.
	— Siredey.	— Saucerotte.
	— Marc-Sée.	— Bucquoy.
		— Morel-Lavallée.
		— Raffy.
		— Laroyenne.
		— Péan.
		— Lane et Owen.

A chacune de ces catégories appartiennent les cas de mort suivants :

Obs. Alibran.	Obs. Tillaux.	Obs. Velpeau.
— Closmadeuc.	— Montanari.	— Laroyenne.
	— Dor.	— Lane et Owen.
Soit 40 p. 100.	Soit 25 p. 100.	Soit 17 p. 100.

Nous ferons remarquer à propos des deux dernières catégories que plusieurs fois, en l'absence d'indications explicites sur la situation du corps étranger, nous avons supposé de nous-même à quelle limite arrivait l'extrémité supérieure de l'objet et cela d'après sa longueur indiquée ou supposée.

Si l'on veut bien prendre comme nous la peine d'examiner à ce point de vue les observations, ou se convaincre que les erreurs commises dans cette évaluation, ne peuvent pas influencer, d'une manière notable, le rapport de la mortalité au nombre des cas.

Ces 40 0/0 de morts attribués à la première catégorie sont déduits assurément d'un bien petit nombre d'observations, mais on pourrait en dire autant des 40 0/0 de succès à mettre à l'actif de la gastrotomie si heureusement employée par MM. Reali et Studsguaard. Quoi qu'il en soit, ce chiffre, en lui-même, n'a pas une grande valeur.

Il ne nous paraîtrait pas non plus légitime de comparer entre eux les rapports 25 0/0 et 17,6 0/0 pour représenter les cas d'engagement partiel des corps étrangers dans l'S iliaque comme plus graves que ceux dans lesquels l'objet est resté enfermé dans le rectum; l'observation de Dor, suivie de mort par rectite et dans laquelle un pilon, avait sans doute pénétré dans l'*S* iliaque, aurait eu probablement la même terminaison, si le corps étranger était resté dans le rectum; l'issue funeste doit être certainement attribuée dans ce cas à la longueur des tentatives d'extraction. Ce cas de Dor appartient aussi bien à la troisième qu'à la deuxième catégorie.

La moyenne des nombres 25 0/0 et 17,6 0/0 soit 21,3 doit représenter assez exactement la proportion des morts au nombre des cas de corps étrangers qui ne sont point passés complètement dans les portions du gros intestin supérieures au rectum.

Que ce rapport 21,3 0/0 ou un peu plus de 1/5 se trouve par hasard n'être que la moitié du rapport 2/5 qui représente la mortalité dans les cas de corps étrangers des portions supérieures du gros intestin, cela ne peut être admis. Notre statistique qui, pour la première catégorie, porte sur sur des faits heureusement peu nombreux, doit être suppléée selon la recommandation de Trousseau, par l'analyse des faits; or, il est impossible de ne pas admettre que les deux cas de péritonite mortelle d'Alibran et de Closmadeuc rapprochés des deux cas heureux de Reali et et de Studsquaard qui allaient se terminer par péritonite sans l'intervention hardie des deux derniers chirurgiens, il est impossible de ne pas admettre que ces deux faits ne soient à eux seuls d'un enseignement plus grave que les six cas de mort appartenant aux deux autres catégories. Ces derniers sont dus en effet à des causes indépendantes de la réaction ordinaire de l'intestin en présence du corps étranger : péritonite par perforation directe, par compression et gangrène, phlegmon périrectal consécutif aux manœuvres opératoires.

Ainsi dans le cas de corps étrangers dans le côlon transverse ou l'S iliaque, la mort est au moins deux fois plus à craindre que si le corps étranger est engagé partiellement ou complètement dans le rectum, et dans ces derniers cas elle survient une fois sur cinq environ.

Quant à la question de savoir, étant donnés un certain nombre de cas de corps étrangers des portions supérieures du gros intestin, lesquels offrent le plus de chances de guérison, c'est la question de pronostic de l'obstruction intestinale plus ou moins compliquée de péritonite. On sait qu'il y a d'autant plus de chances de succès que l'intervention chirurgicale est plus hâtive, nous en reparlerons à propos du traitement,

Mais lesquels sont les moins graves parmi les cas de corps étrangers restés dans le rectum, ou engagés seulement en partie dans l'S iliaque? Hors les cas de déchirure de l'intestin par le corps étranger ou par les manœuvres cas dont la gravité est évidente, les avis sont partagés sur cette question, M. A. Desprès (1) pense qu'un rectum sain présentera une tolérance bien plus grande qu'un intestin déjà prédisposé à la rectite par des introductions antérieures de corps étrangers; M. Gillette, au contraire considère comme d'un pronostic favorable l'accoutumance du rectum; d'après lui, son malade au manche de pelle (obs. 8) n'a survécu que parce que son rectum était habitué à des contacts répétés. Les cas de Desormeaux et de Thomas (obs. 4 et 16) où des corps étrangers de grandes dimensions, introduits dans le rectum de sujets habitués, faisaient saillie à la à la partie antérieure de l'abdomen, et ont extraits sans accidents, cee cas nous font partager plutôt l'avis de M. Gillette.

CHAPITRE V

TRAITEMENT

Un malade comme celui de M. Marc-Sée laisse une canule s'engager trop haut dans son rectum, il n'éprouve ni douleurs ni arrêt des matières, ni fièvre, ni hémorrhagie anale; nous suivrons à son égard l'exemple de M. Marc-Sée; nous attendons que le corps étranger veuille bien se présenter de lui-même à l'anus, nous l'attendrons aussi longtemps que des accidents ne se produiront pas, sans nous occuper de savoir si le corps étranger est resté dans le rectum ou ou s'il est remonté au-delà. L'intestin montre dans certains cas une tolérance dont nous avons déjà parlé et cela aussi bien dans ses portions élevées que dans sa partie inférieure. Entre autres exemples de ce fait, on peut citer

(1) Progrès médical, août 1878.

comme des plus remarquables l'observation d'une malade de M. Bardinet, de Limoges (1) laqu'elle avala des morceaux de verre de 6-7 centimètres de longueur, les fragments d'un bénitier en porcelaine, un étui en bois et une clef; elle rendit tous ces objets en 12 jours, sans avoir présenté d'accidents sérieux. L'intestin grêle et tout le gros intestin avaient donc fait preuve de la même tolérance que le rectum.

Pour en revenir à l'accident signalé par M. Marc Sée, il s'est produit et terminé plusieurs fois de la même façon, à notre connaissance ; il est donc bon que le chirurgien se rappelle dans ce cas l'utilité de l'expectation. Hors cette circonstance, on aura rarement l'occasion de suivre cette conduite, car le patient qui n'avoue que par force la cause de son mal, attend d'ordinaire l'apparition des accidents pour réclamer le secours du chirurgien.

Supposons maintenant que les accidents signalés dans le chapitre des signes obligent le chirurgien à intervenir.

1° *Corps étranger resté dans le rectum ou engagé seulement en partie dans l'S iliaque.*

Soit d'abord un corps étranger resté dans le rectum, ou engagé seulement en partie dans l'S iliaque, il peut arriver que le sphincter de l'anus soit peu dilaté et même contracté, comme dans le cas de Raffy, alors on se trouvera bien de faire donner au patient un lavement opiacé ou émollient, à l'exemple des auteurs des observations (9, 10, 16). Peut-être qu'un bain prolongé disposerait aussi favorablement les tissus du périnée à se laisser dilater.

(1) Gaz. des hôp., 1859, numéro 28.

Selon toute apparence, on trouvera deux heures après l'anus beaucoup plus dilatable.

L'anus étant dilaté naturellement, ce que le chirurgien notera comme une preuve d'habitudes anciennes, ou rendu dilatable par un lavement, on essaiera l'extraction avec les doigts ou des instruments peu volumineux tels que tenettes, pinces œsophagiennes. etc. De nombreuses observations (obs. 3, 8, 9, 10, 22) montrent que l'on réussira souvent.

Les tractions avec les doigts ou les pinces ayant été reconnues insuffisantes ou impossibles, on tentera la dilatation de l'anus avec les doigts à l'exemple de Howison (obs. 14) de Cloquet (obs. 20) et de Morel Lavallée, mais on se défiera de l'exploration du rectum par la main, dont Simon de Heidelberg (1) a certainement exagéré l'innocuité.

« J'ai fait fréquemment, dit-il, cet examen alors qu'il n'était pas nécessaire, sur des patients soumis au chloroforme, et je l'ai fait parce que j'étais convaincu de son innocuité. La main étant bien huilée, on introduit d'abord deux doigts dans le sphincter, puis quatre et enfin le pouce et la main entière. La dilatation doit être progressive et aidée par un mouvement de rotation. En suivant ces indications, une main mesurant 25 centimètres peut être introduite absolument sans danger. » — « La main ayant été introduite dans l'intestin à 12 ou 14 centimètres de l'anus, l'abdomen peut être palpé à plusieurs centimètres au-dessus de l'ombilic. » Alibran (Obs. I), qui vingt-quatre ans avant la découverte de Simon avait « in-

(1) Ce passage de Simon et les quatre observations d'auteurs américains qui suivent sont tirés d'un mémoire de Dandridge traduit par M. le Dr L. H. Petit (Bull. de thér., 1876). Je suis heureux de reconnaître l'obligeance extrême avec laquelle M. le Dr Petit m'a aidé de ses conseils dans la rédaction de ce travail. Je le prie d'accepter mes remerciements les plus sincères.

troduit facilement sa main dans le rectum » et l'avait « prudemment engagée à la recherche d'un corps étranger qu'elle trouva à l'épigastre dans le côlon transverse, » Alibran devait être peu convaincu de l'innocuité de cette pratique, car son observation accuse comme terminaison, la mort par rupture de l'intestin; et les contractions intestinales si violentes qu'il a observées pendant son exploration, permettent bien d'attribuer la rupture à l'introduction de la main.

Les mêmes accidents sont survenus en Amérique à des chirurgiens qui avaient pratiqué l'exploration du gros intestin d'après les préceptes de Simon. Daudridge (1) signale un cas de mort par péritonite, avec rupture du péritoine, à 5 pouces de l'anus. La main introduite n'avait que 21 centimètres de tour.

Sands (2) rapporte un cas de rupture de la tunique musculaire de l'intestin à 8 pouces de l'anus. La main du chirurgien ne mesurait que 19 centimètres de diamètre, elle avait été introduite à 12 pouces de l'anus.

Weir (3). Main de 22 centimètres, introduite à 12 pouces; déchirure du péritoine.

Sabine (4). Main de 19 centimètres, introduite à 11 pouces; lacération et ecchymoses de la tunique musculaire.

Nous ne ferons donc pas, comme Simon, l'exploration du gros intestin avec la main introduite à 12 ou 14 pouces de l'anus, mais nous ferons très-bien la dilatation de l'anus avec les doigts; du reste, quand cette dilatation est utile pour l'extraction du corps étranger, comme elle a dejà été faite pour son introduction, elle se reproduit assez facilement.

(1) The Cincinnati Lancet and Observer, mai 1876.
(2) New-York médic. journal, juin 1874.
(3) New-York medic. journal, mars 1875.
(4) New-York medic. journal, mars 1875.

Porterons-nous la dilatation jusqu'aux limites indiquées par Simon : 25 centimètres? Cela sera rarement nécessaire, car il est à remarquer que les corps étrangers les plus volumineux ont rarement dépassé 7 centimètres de diamètre, soit environ 22 centimètres de circonférence (Obs. I, II, XI, XVIII, XIX), il est probable que c'est là la dilatation maxima à laquelle le rectum peut arriver par accoutumance.

Quoi qu'il en soit, la dilatation une fois faite avec la main ou avec les différents spéculums avant de tenter l'extraction, on se rappellera la classification adoptée par M. Mollière (1), qui est excellente au point de vue de l'intervention chirurgicale : 1° corps à bords arrondis ou mousses; 2° corps à bords irréguliers susceptibles de blesser le rectum ; 3° corps fragiles.

Examinons, dans chacune de ces catégories, les indications dont le chirurgien aura à tenir compte.

A. Corps à bords irréguliers susceptibles de blesser le rectum. — Ce seront en général des objets moins volumineux que ceux des autres catégories, la raison de cette différence se devine. Le chirurgien devra insister beaucoup sur l'exploration de l'objet qu'il fera du reste avec lenteur et la plus grande prudence ; il a deux obligations difficiles et importantes à accomplir, d'abord ne pas se blesser lui-même au contact de l'objet, ce qui aurait au moins l'inconvénient de compromettre l'opération, ensuite reconnaître complètement la surface de l'objet, afin de ne pas imposer au patient des délabrements inutiles. Il est probable que si le Dr Raffy (Obs. XV) avait reconnu, par l'exploration préalable, les deux branches de la fourche il

(1) Maladies du rectum, 1878.

bois qu'il avait à extraire, il lui eût été possible en les rapprochant de ne pas inciser le sphincter.

Les irrégularités de la surface ayant été recherchées avec tout le soin nécessaire, le chirurgien saura de suite s'il doit recourir à la fragmentation de l'objet qui a si bien réussi à Desault et à Parker ; à leur exemple, fixant l'un des points de l'objet avec une pince, il le brisera en un autre de ses points avec une autre pince. Qu'on fasse l'extraction du corps étranger entier ou par fragments, il faudra probablement protéger les parois de l'intestin contre ses aspérités, et cela, au besoin, avec des instruments improvisés, comme le chausse-pieds dont se servit Velpeau dans une circonstance malheureuse, ou comme le roseau célèbre depuis un siècle, que Marchettis glissa comme un étui protecteur autour d'une queue de cochon, introduite par des plaisants allemands dans un rectum : les poils demi-ras furent ainsi soustraits au contact de l'intestin dans lequel ils s'implantaient auparavant.

B. — Soit un objet à bords arrondis, il est souvent très-volumineux ; pour ces deux raisons, l'extraction manuelle est difficile et dangereuse . les doigts glissent sur l'objet, et s'ils veulent le contourner, ils imposent au rectum une surdistension qu'il faut éviter. On devra ordinairement avoir recours, et le plus vivement possible aux instruments, parmi lesquels les différents forceps sont tout indiqués. Ce procédé a réussi à M. Péan (observation XIX), mais il a fourni à Dor de Marseille un cas de mort qu'on peut attribuer à la longueur des tentatives préliminaires.

Si, dans un cas analogue à celui de M. Tillaux (Obs. X), la dilatation du rectum étant suffisante, l'extraction avec le forceps était impossible, se serait l'occasion de pratiquer l'incision du sphincter à la manière de Raffy, et si cela était nécessaire d'élargir encore la voie par la résection du coccyx employée avec succès par M. le professeur Verneuil (1) dans le cas d'anus imperforé et pratiquée après lui par grand nombre de chirurgiens. Cette opération de la résection du coccyx a été faite souvent chez l'adulte et également avec succès par Kocher de Berne, ponr l'extirpation de cancers du rectum (2). Cet auteur se félicite de la guérison facile de la plaie, mais il ne dissimule pas qu'il y avait alors de l'incontinence des matières. Cet inconvénient persistât-il, qu'il serait petit en face de l'impossibilité reconnue de l'extraction du corps étranger; mais les observations de résection du coccyx chez des enfants qui n'ont pas, plus tard, conservé d'incontinence des matières, font espérer que, même chez l'adulte, cette infirmité ne serait pas persistante; et pourquoi, le sphincter ayant perdu de ses insertions, l'incontinence persisterait-elle, alors qu'elle ne persiste pas après l'ablation totale du sphincter inférieur? Chassaignac pense qu'alors les fibres annulaires de la partie supérieure du rectum s'hypertrophient pour former un nouveau sphincter, le muscle d'O'Beirne (3) retiendrait donc réellement les matières en cas d'insuffisance du sphincter inférieur.

C. — Lorsqu'un corps étranger fragile aura été reconnu dans le rectum, c'est alors que le chirurgien devra redoubler de prudence. La main sera certainement de tous les

(1) Résection du coccyx pour faciliter la formation d'un anus périnéal dans les imperforations du rectum. Gaz. des hôp., 1873, p. 693.

(2) De l'extirpation du rectum après résection du coccyx, par Kocher. (Centralblat. für Chirurgie, 1874.)

(3) New views of the process of defecation. Dublin, 1833.

instruments, celui qui proportionnera le mieux les efforts de traction à la résistance de l'objet. Aussi comprend-on que les chirurgiens mis en demeure d'extraire des vases de verre de grandes dimensions, aient cherché, en faisant préalablement la version de l'objet, à en saisir les points qui offraient le plus de prise à la main. Nous ferons toutefois une réserve sur ce procédé, à propos du cas de Laroyenne : l'objet ayant été reconnu par le toucher rectal, le patient ne pouvait pas ne pas donner tous renseignements complémentaires sur ses dimensions. Or, le verre avait 9 centimètres de hauteur et 7 centimètres 1/2 de diamètre; en voulant le retourner dans le rectum, on obligeait donc cet intestin à subir une dilatation de 23 centimètres. C'est plus que Simon ne lui en accorde, et, bien que M. Sappey (2) ait trouvé un rectum dilaté à 34 centimètres par des matières fécales, on pouvait prévoir, dans le cas de Laroyenne, que les tentatives de version ménagées qui furent faites ne réussiraient pas, et c'est ce qui arriva. Il est regrettable, à ce propos, que l'observation de M. Morel-Lavallée, relative à un verre extrait heureusement après avoir été ainsi retourné, ne donne pas les dimensions de ce corps étranger.

Il peut arriver enfin que les tentatives manuelles ayant échoué, ou étant contre-indiquées, le chirurgien doive recourir au forceps. Le cas malheureux de Velpeau, qui brisa une chope dans ces circonstances, ne devra pas décourager; les observations de Laroyenne et Désormeaux prouvent que le succès est possible. Le dernier de ces chirurgiens fait au sujet de la pression du forceps, une remarque judicieuse qu'on pourrait, en la complétant, formuler en précepte de la manière suivante : entourer de

(2) Traité d'anatomie descriptive. 2e édit., t. IV, p. 261.

linge les cuillers du forceps, et avant l'introduction, fixer auprès de l'articulation, un arrêt qui assure un rapprochement des branches, suffisant à retenir l'objet, mais insuffisant à le comprimer latéralement. Il est évident que si l'inextensibilité de l'anus gêne l'extraction, il convient plus que jamais d'inciser le sphincter ou même de réséquer le coccyx.

. . . .

2° *Corps étranger engagé dans les portions supérieures du gros intestin.*

Soit maintenant reconnu un corps étranger, engagé dans les portions supérieures du gros intestin; tant que des accidents graves d'occlusion intestinale ne se sont pas pas produits, il n'y a pas lieu d'intervenir. L'observation de M. Marc Sée, dans laquelle le corps étranger fut perdu pendant huit jours dans l'intestin, se présenta de lui-même à l'anus, et fut extrait sans accident, commande à elle seule l'expectation.

Mais voici que des signes d'occlusion intestinale aiguë, voire même les premiers indices de la péritonite qui se déclarent, le corps étranger n'est pas du tout engagé dans le rectum, on sait qu'il est dans l'intestin, peut-être même le sent-on par la palpation abdominale, il faut agir au plus vite.

Tout d'abord, nous prescrivons comme inutiles et dangereuses toutes tentatives d'extraction avec la main introduite par le rectum dans les portions supérieures du gros intestin. Ces tentatives seraient inutiles, parce que les mesures de Simon nous interdisent l'espoir de porter une partie notable de la main dans l'S iliaque. M. Studsguaard n'y a pas réussi, en faisant la rectotomie linéaire postérieure, et quelque facilité qu'eût pu lui donner la résection du coccyx, il n'eût pas réussi davantage à franchir l'angle sacro-vertébral. Bien plus, comme il le dit lui-même, y fut-il parvenu, que la cassure tranchante du corps étranger eût pu perforer l'intestin dans son voyage jusqu'à l'anus. Pour enlever un corps étranger par l'anus, il faut l'avoir exploré et reconnu auparavant. Quant au danger de l'introduction de la main jusqu'à l'angle sacro-vertébral, les observations d'Alibran, de Daudridge, Sands, Weir, Sabine le démontrent surabondamment.

Nous conseillons donc l'entérotomie d'emblée; mais quel procédé adopter, colotomie lombaire d'Amussat, entérotomie de Littre ou de Nélaton, laparo-entérotomie sur la ligne médiane?

Disons tout de suite que le chirurgien doit se préparer une voie large non-seulement pour l'extraction de l'objet, mais pour la recherche de l'objet ou des objets. Dans les cinq cas connus de corps étrangers passés au delà du rectum (Obs. I, II, XIV, XXIV, XXV) les corps étrangers avaient de 16, à 23 centimètres de longueur; dans le cas de Closmadeuc, le chirurgien a interrogé le malade pendant sept jours, et il n'a connu la nature du corps étranger qu'à l'autopsie; dans le cas de Lane et Owen, on chercha un corps étranger et on en trouva quatre. Il faut donc une large voie, parce que les objets sont ordinairement volumineux et qu'il peut en exister plusieurs situés à différentes hauteurs dans l'intestin. En outre n'y a-t-il pas nécessité de rechercher dans la partie de l'intestin voisine de celle occupée par l'objet, s'il ne se trouve pas des points de sphacèle? Le corps étranger ne peut-il pas avoir comprimé l'intestin jusqu'à production de gangrène et s'être déplacé depuis?

A cause de cette incertitude sur les dimensions, la nature, le nombre des corps étrangers, la présence ou l'absence du sphacèle, nous voulons un large accès dans l'abdomen et un examen étendu du gros intestin.

La colotomie lombaire, l'entérotomie à gauche ou à droite par les procédés de Littre et de Nélaton, ne répondant pas à ces conditions, nous conseillons d'avoir toujours recours à la laparo-entérotomie par incision sur la ligne médiane. Du reste, cette dernière opération n'expose guère plus le patient que ne le feraient celles que nous déconseillons. « Gunter, au rapport de M. Lefort (1), a rassemblé 96 opérations, 60 dans lesquelles on pratiqua la méthode de Littre et 36 la méthode de Callisen (colotomie lombaire), les résultats sont à peu près les mêmes, la moitié des opérés sont morts. » D'autre part, M. Bulteau (2), analysant dans sa thèse inaugurale 92 observations de gastrotomie (laparo-entérotomie), trouve que, sur 92 opérations de gastrotomie, il y a eu 33 guérisons, 69 morts, soit 36 p. 100 de guérisons. Cette différence ne doit pas faire renoncer aux avantages de la gastronomie.

Le malade étant soumis au chloroforme, on fait sur la ligne médiane à partir de l'ombilic une incision de 15 centimètres environ, qui ne doit pas comprendre le péritoine. Les petites artères qui donneront seront immédiatement comprimées avec des pinces à forcipressure. L'hémorrhagie arrêtée, on soulèvera le péritoine avec une pince et l'ayant perforé en un point, on l'incisera dans toute l'étendue de la plaie abdominale, avec des ciseaux conduits sur une sonde cannelée. Le gros intestin gonflé dans ses portions

(1) Malgaigne et Lefort. Manuel de méd. opér. 8e édit., t. II, p. 427.

(2) Bulteau — De l'Occlusion intestinale, diagnostic et traitement. Th. Paris, 1878.

supérieures à celle qu'occupe le corps étranger, c'est-à-dire le cæcum, le côlon ascendant et plus ou moins du côlon transverse, se distinguera facilement du reste de la masse intestinale.

Quand on aura trouvé le ou les corps étrangers, on essaiera de les décider, par des pressions très-modérées, à traverser de nouveau l'S iliaque, pour rentrer dans le rectum. Si par hasard on y réussissait, il ne resterait plus qu'à fermer la plaie abdominale après s'être assuré que l'intestin n'est pas gangrené ; on s'en serait tenu alors à la laparotomie.

Mais il arrivera ordinairement que la rentrée du corps étranger dans le rectum ne pourra pas s'effectuer ; on examinera avec grand soin le gros intestin, afin de ne pas laisser inaperçu quelque point gangrené. Supposons l'intestin sain, on en fera la section dans une étendue suffisante pour permettre la sortie du corps étranger et l'on prendra garde, s'il s'échappe quelque liquide intestinal, qu'il ne s'épanche point dans la cavité péritonéale, mais bien sur des éponges et des linges disposés à cet effet. Le corps étranger extrait, on fermera la plaie intestinale avec des sutures nombreuses de catgut ou en fil bien ciré, soit deux ou trois par centimètre, appliquées par les procédés de Jobert, de Lembert ou de Gély.

Il faut maintenant fermer l'abdomen ; on pourra, suivant l'épaisseur de la paroi, faire une ou deux rangées de sutures, et dans ce cas l'une sera profonde allant jusqu'au péritoine, l'autre ne prenant que les parties superficielles de la paroi abdominale.

Si l'on a trouvé une portion d'intestin gangrenée, soit d'abord un point assez limité, le mieux sera de le comprendre dans l'incision de l'intestin, il sera éliminé sans préjudice après la soudure des bords de la plaie ; si le point sphacélé est éloigné du lieu indiqué pour l'incision, on pourra, à l'exemple de A. Cooper, saisir avec des pinces le pourtour de la petite eschare, l'embrasser par une ligature et réduire. Mais, a-t-on affaire à une surface gangrenée assez large, alors on s'inspirera des circonstances pour choisir entre l'établissement d'un anus artificiel à la partie inférieure de la plaie abdominale, et, à l'imitation de Reybard, la résection de la partie nécrosée, suivie de la réunion des deux bouts d'intestin par les sutures déjà indiquées, ou encore par le procédé d'invagination de Jobert.

TABLEAU *D*.

Résumé analytique de 25 observations de corps étrangers du rectum.

Numéros.	AUTEURS.	NATURE de L'OBJET.	SITUATION.	DURÉE du SÉJOUR.	SIGNES.	PROCÉDÉ d'extraction.	RÉSULTATS.
1	Alibran.	Morceau de bois, long., 22 c., diam., 7 c.	Dans le colon transverse	1 mois?	Contractions intestin. énormes.	Avec la main et des pinces.	Mort par péritonite 3 j. après l'op. Perforation.
2	Closmadeuc.	Etui conique en fer, long., 16 c., circ., 14 c., poids, 650 gr.	Dans le colon transverse extrémité effilée en haut.	7 jours.	D'étranglement interne.		Mort par péritonite.
3	Scarpa.	Batonnet.	Rectum et S iliaque extrémité saillante dans le flanc gauche.	1 jour.	Douleurs vives.	Impulsion par l'abdomen, traction par le rectum.	Guérison. Doul. pend. 5 sem.
4	Désormeaux.	Demi-bouteille, long., 19 c., circonf., 19 c.	Grosse extrémité enclavée dans la concavité du sacrum. Goulot saillant près de l'ombilic.	36 heures.	Douleurs dans le ventre et au périnée, écoulement de matières fécales, muqueuses, sanguinolentes.	Avec forceps.	Guérison en 3 jours, légère hémorrhagie consécutive.
5	Laroyenne.	Verre à boire, haut., 9 c., diam., 7 1/2 c.	Dans le rectum, le fond en haut.	54 jours.	Difficulté d'uriner. Diarrhée involontaire, affaiblissement.	Avec petit forceps, on avait essayé inutilem. les pinces, la version de l'obj.	Mort 19 jours après l'opér. par phlegmon péri-rectal.
6	Desault.	Pot à confitures, haut., 3 pouces, diam., 2 p.	Dans le rectum.	8 jours.	Douleurs. Ecoulement de sang.	Fragmentation av. des tenettes.	Guérison.
	Velpeau.	Chope.	Rectum.			Forceps, le vase se brise, dilacération du rect.	Mort par phlegmon du bassin.

Numéros.	AUTEURS.	NATURE de L'OBJET.	SITUATION.	DURÉE du SÉJOUR.	SIGNES.	PROCÉDÉ d'extraction.	RÉSULTATS.
8	Gillette.	Manche de pelle, long., 22 c., diam., 4 c.	Une extrémité dane le rectum à 10 c. de l'anus, l'autre dans l'S il. fais. saillie dans la fosse il.	5 jours.	Incontinence d'urine. Pas de douleurs abdominales.	Av. des tenettes.	Guérison.
9	Lane Owen.	Boules de flanelle. Morceaux de savon.	Dans le rectum.	3 jours.	De péritonite grave.	Avec les doigts et un lavement.	Mort : ulcération à l'extrémité supérieure du rectum.
10	Tillaux.	Bougie de stéarine.	Rectum et S iliaque.	10 jours.	Douleurs.	Lavement. Tenettes.	Mort : eschare à 30 cent. de l'anus.
11	Montanari.	Pilon, long., 55 cent. diam., 7 cent.	Rectum et S iliaque.				Mort par péritonite 5 j. après l'introd. Perfor., cicatrisée de l'S iliaque.
12	Nollet.	Flacon allongé.			Constipation.	Main d'enfant de 8 à 9 ans.	Guérison.
13	Dor.	Pilon.	Rectum et S iliaque ?		Efforts de défécation inutiles.	Pinces articulées comme forceps. d'abord longues tentatives.	Mort par rectite 30 h. après l'opér.
14	Howison.	Bouteille, 8 pouces de long.	A la réunion du colon transverse et du colon descendant goulot en haut.			Lavement. Dilatation avec spéculum. Tractions avec pinces œsophag.	Guérison.
15	Raffy.	Fourche de bois, branches de 7-8 c. de long. écartées de 7 c.	Rectum.	12 jours.	Douleurs vives. Hémorrhagie continuelle. Anémie extrême.	Rectotomie postérieure. Extraction avec la main.	Guérison apr. hémorrhagie et convalesc. longue.
16	Thomas.	Bâton, 9 pouces 1/2 de long.	Rectum et S iliaque saillie sur le flanc droit.	7 jours au moins.	Fièvre, ballonnement du ventre. Affaissement moral.	Lavement opiacée 2 h. après, on extrait avec la main engagée tout entière.	Guérison apr. agitation.
17	Velpeau.	Fiole, 28 c. de long.	Rectum et S iliaque goulot en bas.			Extraction facile avec les doigts.	Guérison immédiate.
18	Parker.	Gobelet en verre, long., 10 c., larg., 7 c. le fond en haut ?	Dans le rectum.	24 heures.		Fragmentation.	Guérison apr. hémorr.
19	Péan.	Ovoïde en bois, long. 13 c., larg., 7 c.	Dans le rectum.	3 heures.	Anus distendu.	Av. céphalotribe	Guérison.
20	Cloquet.	Chope, le fond tourné en haut.	Dans le rectum.			Dilatation de l'anus. Extraction avec les doigts.	Guérison.
21	Morel-Lavallée.	Verre à boire.	Dans le rectum.		Intestin très-contracté sur l'objet.	Dilatation forcée version de l'objet. Extraction avec la main.	Guérison.
22	Huguier.	Tuyau de pipe, 19 cent. de long.	Rectum et S iliaque une extrém. fichée dans la paroi postérieure.			On dégage la pointe et enlève avec pinces à polypes.	Guérison ?
23	Marc Sée.	Canule en gomme.		9 jours.		La canule disparue pendant 8 j. se présente le 9e on l'extrait avec des pinces.	Guérison.
24	Reali.	Morceau de bois avec entailles qui l'empêchent de sortir, 23 c. long., 10 c. circonf.	Dans l'S iliaque ?	9 jours.	Douleurs très-vives.	Gastrotomie.	Guérison.
25	Studsguaard.	Flacon à cornichons goulot en haut, long. 17 c., diam. base 7 c., diam. goulot 3 c.	Dans l'S iliaque.	24 heures.	Douleurs vives. Epuisements. Vomiss. glaireux.	Gastrotomie.	Guérison en 3 mois.

Gérard.

4

Observation I. — Corps étranger du rectum; extraction avec la main; mort par péritonite. (Observation de M. Alibran, de Compiègne. Gaz. des hôp., 1849, p. 561.)

Le malade est examiné sérieusement vers le 20 juillet 1848; d'après lui, le corps étranger a été introduit par méchanceté dans son rectum, un mois auparavant.

La main de l'opérateur, introduite facilement dans le rectum, saisit solidement le corps étranger, mais au moment où il va franchir l'ouverture, une constriction subite du releveur l'arrache et l'emporte dans les profondeurs.

La main, prudemment engagée à sa recherche, le retrouve à l'épigastre dans le côlon transverse; il est saisi et ramené au point de départ, chassé même avec la main.

Une nouvelle tentative d'extraction est suivie du même insuccès, du même enlèvement.

De temps en temps, une contraction intestinale survenait qui appliquait et serrait la main sur le corps étranger, à la façon de la matrice pendant le part et avec autant de force.

On saisit alors le corps étranger avec des pinces à griffes et, ayant retiré la main, on l'extrait facilement avec les pinces.

C'était un morceau de bois de 22 centimètres de long sur 7 de diamètre, il était arrondi à une extrémité et coupé en rose à l'autre bout.

Bientôt les frissons se déclarèrent, la fièvre suivit, le ventre devint douloureux, sensible au toucher; des vomissements se produisirent incessants, les traits s'altérèrent, tous les symptômes d'une péritonite se déclarèrent, et au bout de trois jours il mourut.

A l'autopsie, péritonite généralisée, le bassin est rempli de matières excrémentitielles liquides : il y a donc eu perforation, cependant on ne trouve qu'un léger pertuis insuffisant pour expliquer l'abondance des matières répandues dans la cavité péritonéale. Nul doute pour l'opérateur qui a senti sa main étreinte par l'intestin avec autant de puissance que par un utérus; nul doute pour les témoins de l'opération qui ont vu sa main injectée, tremblante et paralysée dans sa lutte; nul doute que l'intestin ne se soit déchiré dans l'une de ces convulsions, comme on voit parfois l'estomac et la matrice se rompre pendant la contraction faite pour évacuer ce qu'ils contiennent.

Obs. II. — Étui en fer dans le côlon transverse; mort. (Observation de M. Closmadeuc. Bull. Soc. de chirurgie, mai 1861.)

Le nommé V. A..., enfant naturel, né à Rouen, âgé de 41 ans, est un forçat condamné par la Cour d'assises d'Ille-et-Vilaine (17 novembre 1848) à quinze ans de fers pour vol qualifié, signalé comme extrêmement dangereux, et s'étant évadé une fois du bagne de Brest.

Le 22 mai 1855, ce forçat entre à la prison de Vannes, conduit par la gendarmerie et ramené de Napoléon-Vendée, où il vient de comparaître en qualité de témoin dans une affaire d'assises.

Trois jours après son entrée en prison, dans la journée du 25 mai, il est pris d'une indisposition subite : douleurs abdominales, constipation, nausées, fièvre ; il n'a pas de hernie, et cependant, dès le lendemain, des symptômes bien tranchés d'étranglement interne se manifestent avec violence : vomissements incoercibles, coliques atroces, ballonnement du ventre, etc.

Le Dr de Quéral, médecin de la prison, diagnostique une péritonite aiguë et le traite en conséquence. Le prisonnier, qui sent que son état s'aggrave, finit par avouer au médecin qu'il a l'habitude de cacher quelques pièces d'argent dans un sachet de toile, et qu'il le soustrait ordinairement à la surveillance des gardiens en l'introduisant dans le rectum.

Le cathétérisme rectal, à l'aide des doigts, ne donne aucun résultat ; une longue pince à polype, poussée dans le rectum, ne rencontre aucun corps étranger. L'intestin est vide jusqu'au muscle d'O'Beirne.

Les symptômes vont en augmentant de gravité. De plus, à travers les parois abdominales, dans le flanc gauche, vers la région côlique descendante, le docteur reconnaît la présence d'une tumeur volumineuse, dure et douloureuse à la pression. Sont-ce des matières fécales accumulées ? ou bien est-ce le corps étranger qu'on cherche? Le malade donne alors une deuxième version. Ce n'est plus un sachet de toile, c'est, dit-il, un bâton rond fendu, dans la fente duquel il a empilé quelques pièces d'argent, maintenues par des tours de fil; dans un moment d'alerte, il a introduit l'appareil par le bout pointu au lieu de le présenter par l'extrémité mousse, et l'accident a été causé par cette erreur.

Bref, la péritonite marchant toujours, le forçat meurt le 2 juin, le septième jour de la maladie, dix jours après son entrée dans la prison de Vannes.

A l'autopsie faite le lendemain (3 juin) par M. le Dr Dantu, on constate les signes d'une péritonite aiguë avec épanchement séreux dans l'abdomen et développement de fausses membranes, une distension énorme du cæcum et du côlon ascendant par des gaz, sans perforation, et on rencontre dans le côlon transverse un corps étranger volumineux, c'est-à-dire un étui cylindro-conique, ayant son extrémité conique dirigée vers le cæcum, et sa grosse extrémité tournée à gauche.

Cet étui en fer battu, était entourée d'une enveloppe de crépine, et présentait une longueur de 16 centimètres sur 14 de circonférence et pesait 650 grammes. Servant à la fois d'arsenal et de coffre-fort, il contenait des scies, des limes et quelques pièces d'argent. C'est un des plus volumineux spécimens connus des étuis fréquemment employés au même usage par les prisonniers de cette espèce et qu'ils appellent des « nécessaires ». Ces étuis ont presque tous la même forme; ils ont une extrémité conique, et l'introduction se fait par le gros bout; l'extrémité conique regardant l'anus quand l'étui est en place. Il en résulte que l'expulsion du corps étranger se fait avec une très-grande facilité.

Le forçat craignant une brusque visite, aura sans doute par mégarde ou dans sa précipitation, introduit son « nécessaire » par le bout conique; de là, l'accident.

Ce qui est certain, c'est qu'en sept jours le corps étranger a parcouru successivement le rectum, l'S iliaque, le côlon descendant, pour s'arrêter au milieu du côlon transverse, où l'autopsie l'a fait découvrir.

Obs. III. — **Bâton extrait du rectum avec une sonde; guérison.** (Observation de Scarpa, traduite par Cabaret. Gazette médicale de Paris, 1852, p. 143.)

Un robuste villageois, pour guérir une constipation opiniâtre, s'était introduit dans le rectum un bâtonnet qui lui échappa, et que, en voulant le retirer, il ne fit qu'enfoncer plus profondément. Au bout de quelques heures, accablé par les douleurs du ventre, il dut cesser ses travaux et se fit transporter à l'hôpital.

Le chirurgien de garde introduisit une pince, mais il ne put même toucher le bout du corps étranger. Il ordonna un purgatif doux, qui n'amena aucun résultat.

Scarpa reconnut, avec la main placée sur l'abdomen, que l'extrémité supérieure du batonnet faisait saillir la paroi du ventre à la manière d'un dé à coudre, dans la région iliaque droite. On pouvait là la circonscrire avec le doigt; et, en pressant sur elle, on réveillait les douleurs aiguës dans le ventre et surtout vers le sommet du sacrum.

Le soir du même jour, le même bout paraît avoir quitté la région iliaque droite et s'être porté vers la gauche. Durant la nuit, on sentit qu'il remontait vers le côlon gauche, et le lendemain matin on put reconnaître son extrémité supérieure dans la région épicôlique de ce côté.

Dans le courant de la journée, le corps étranger s'avança vers le côlon transverse jusqu'au cartilage xyphoïde. A partir de ce moment, il subit un changement inverse dans sa marche, car la matinée du jour suivant on le trouva saillant dans la région iliaque gauche comme précédemment.

En réfléchissant à la longueur de ce bâtonnet, Scarpa pensa que ce corps étranger devait être placé obliquement; de telle sorte que, par son extrémité supérieure, il poussait en dehors la paroi abdominale vers la région iliaque gauche, tandis que par l'inférieure il faisait saillie dans le rectum, le refoulait vers le côté droit du bassin, imprimant à cet intestin un repli angulaire, qui devait nécessairement mettre obstacle à la descente du bâtonnet vers l'anus.

En conséquence, ayant fait placer le malade comme pour la taille, il conduisit sur l'indicateur gauche une canule de gomme élastique, grosse comme le doigt annulaire, dépourvue de mandrin métallique, afin qu'elle fût flexible dans toutes ses directions, de manière à s'insinuer dans les tortuosités et à déprimer le vicieux repli angulaire de l'intestin, entretenu par la situation oblique du corps étranger. Ce premier but étant atteint, il poussa dans la canule un stylet métallique recourbé à son extrémité, ce qui donna à l'instrument la fermeté nécessaire. Alors, la paume de la main droite appuyée sur la région iliaque gauche du malade, il commença à pousser doucement l'extrémité supérieure du bâtonnet de gauche à droite et un peu en haut vers l'ombilic, pendant qu'avec la main gauche, saisissant la grosse et ferme canule et la dirigeant en sens contraire, c'est-à-dire de droite à gauche, il s'efforçait d'effacer le repli angulaire et de replacer le rectum dans sa direction et sa position naturelles.

Peu à peu et à mesure que le repli angulaire cédait à la pression de la canule, le bâtonnet descendait davantage en bas vers le bassin. Procédant lentement par les deux mouvements combinés en sens opposés, Scarpa parvint à obtenir que le bâtonnet descendît rapidement dans le rectum, et il put bientôt toucher son bout inférieur avec l'indicateur porté dans l'anus ; il le saisit alors solidement avec une pince à bec de grue, et en le tirant tantôt en avant, tantôt en bas, il en acheva l'extraction sans l'avoir rompu.

Le malade accablé par la longueur des souffrances, tomba en syncope vers la fin de l'opération. Peu d'heures après, il fut saisi d'une fièvre intense accompagnée de mouvements convulsifs. La vive sensibilité morbide du tube intestinal persista durant cinq semaines. Enfin, il reprit ses forces et sortit de l'hôpital parfaitement guéri.

Scarpa donne ce cas comme exemple de l'action antipéristaltique du gros intestin.

Obs. IV. — Bouteille extraite avec le forceps; guérison. (Observation de M Désormeaux. Bull. Soc. de chir., février 1862.)

Cet homme se présente à la consultation, disant avoir depuis avant-hier soir (36 heures environ) une bouteille dans le rectum. Il avoue se l'être déjà introduite plusieurs fois.

Cette dernière fois donc, la bouteille ayant été poussée trop loin, il la sentit basculer de manière que son fond alla se loger dans la courbure du sacrum et du coccyx; il lui fut impossible de la retirer. Espérant qu'elle redescendrait d'elle-même, il n'en dit mot à personne, jusqu'à ce matin, moment où les douleurs dans le ventre et e périnée l'obligèrent à venir à l'hôpital.

A son entrée on constate que l'anus est dilaté en infundibulum assez extensible pour permettre l'introduction de quatre ou cinq doigts sans difficulté. Il s'en écoule des matières fécales, muqueuses, liquides, sanguinolentes, qui ont taché sa chemise et ses cuisses.

Le toucher, pratiqué après un bain, fait reconnaître au-dessus des sphincters et à la profondeur de l'index environ la présence d'un fond de bouteille dirigé obliquement en haut et en arrière, avec la pulpe du doigt on peut aisément en faire le tour et remonter un peu le long de ses parois, exploration qui montre que la bouteille est dirigée en haut et en avant, suivant l'axe du détroit supérieur.

Le palper du ventre fait apprécier en même temps le siége de l'embouchure, qui est à 6 centimètres en bas et à gauche de l'ombilic. La distance qui la sépare des parois de l'abdomen est assez petite pour permettre de saisir cette extrémité, de reconnaître ses dimensions, sa forme et ses contours, et de la faire cheminer de gauche à droite, selon un arc de 15 centimètres; mais on ne peut la faire avancer que très-peu de haut en bas, et, quelle que soit la direction qu'on lui donne, elle revient d'elle-même se placer immédiatement au même point à gauche de l'ombilic. Du reste, le malade ne souffre pas beaucoup, n'a pas de fièvre, le ventre n'est pas ballonné. Mais quelques tentatives ayant été faites au moment de son entrée pour extraire cette bouteille, et les parois de l'abdomen et de l'intestin ayant été un peu comprimées perpendiculairement à l'orifice, une douleur plus vive se fit sentir en ce point.

M. Désormeaux, arrivé peu après, introduisant la main droite dans le rectum, essaie de saisir le fond de la bouteille et de l'entraîner au dehors; mais des efforts répétés ayant été infructueux, les branches d'un forceps sont glissées le long des parois de la bouteille jusqu'à la partie rétrécie, puis étant articulées, des tractions modérées et continues sont pratiquées en même temps que la main gauche dégageait le fond de la bouteille de la pointe du coccyx qui la retenait. Cette manœuvre l'amena au niveau du sphincter qui fut franchi sans peine, et on vit sortir une bouteille de 19 centimètres de hauteur, 19 centimètres de circonférence au point le plus large, 5 centimètres 1/2 de diamètre au fond. N'ayant pas de bouchon, cette bouteille s'était remplie de matières fécales liquides et glaireuses.

Le malade rendit en même temps une certaine quantité de sang mêlé aux matières.

Le soir il se trouva fatigué, mais sans fièvre, le ventre très-peu sensible. On lui donne un lavement émollient qu'il rend avec peu de matières.

Le 2 février, au matin, il a un peu de fièvre, reste assoupi, ne paraît pas souffrir, mais ne répond pas ou que très-vaguement aux questions qu'on lui adresse.

Le 3, il ne se trouve pas plus mal, et sort sur sa demande.

Comme on objecte à M. Désormeaux que l'emploi du forceps l'exposait à briser la bouteille et qu'il eût mieux valu l'extraire avec les doigts en dilatant l'anus, il répond que la forme et la résistance de la bouteille l'autorisaient à se servir du forceps et que la difficulté résidait, non dans l'extraction et le passage de la bouteille, mais bien dans son dégagement.

La bouteille arc-boutait par sa grosse extrémité dans la concavité du sacrum, par la petite contre le détroit supérieur; l'obstacle au dégagement tenait à cet enclavement, et non à une contraction de l'intestin, car on pouvait passer les doigts facilement entre l'intestin et le corps étranger.

Obs. V. — Verre à boire resté 54 jours dans le rectum; extraction avec le forceps; mort. (Observation de M. Laroyenne. Gazette médicale de Lyon, 1867.)

Un ancien zouave, âgé de 47 ans, actuellement concierge à Lyon, se présente à l'Hôtel-Dieu le 8 juillet 1866, se plaignant d'éprouver depuis quelques jours de la diarrhée et de la difficulté d'uriner. Le cathétérisme permet de constater l'intégrité anatomique du canal de l'urèthre et de la vessie.

Le relâchement et l'élargissement du sphincter anal nous font inviter l'interne du service, M. Drivon, à soumettre en particulier le malade à un interrogatoire, afin de nous renseigner sur les causes de ces symptômes et de nous éclairer sur les causes de son affection. Le malade ne fit aucun aveu; la miction devint plus facile et il fut perdu de vue pendant environ un mois.

La diarrhée involontaire, l'affaiblissement progressif des forces nous mirent en demeure, le 24 août, de faire, malgré toutes ses dénégations, l'exploration de la cavité rectale; et il nous fut alors facile de constater par le toucher un corps étranger volumineux, situé à 5 ou 6 centimètres de l'extrémité inférieure de l'intestin, que le malade avoua être un verre à boire qu'il s'est introduit le 1er juillet, dans le but dit-il de remédier aux difficultés de l'émission de l'urine. Il est endormi aussitôt et nous cherchons à saisir le verre dont le fond est dirigé vers les parties supérieures. Des efforts faits avec des tenettes à mors matelassés restent infructueux. Infructueuses aussi sont les tentatives ménagées, effectuées pour opérer sa version et ramener son fond à l'orifice qui lui avait livré passage. Nous eûmes alors recours à l'introduction d'un forceps de petites dimensions, dont l'intervalle des branches était pourtant suffisant pour contenir le verre sans le briser. Les tractions l'amenèrent au dehors et intact, mais non sans difficulté, car il venait s'arc-bouter en arrière contre le sphincter. Un de nos confrères, le Dr Giraud, en maintenant relevée son ouverture sous le pubis, facilita de la sorte son dégagement. Son diamètre est de 0,075, sa hauteur de 0,09.

Le lendemain l'état du malade parut un peu amélioré, mais les jours suivants, la diarrhée persistante, l'absence d'appétit, firent pressentir la mort, qui eut lieu le 13 septembre.

A l'autopsie, on trouve la muqueuse rectale épaissie, ulcérée par places; le tissu cellulaire périrectal est induré, fait corps avec l'intestin et contient çà et là quelques petits foyers de suppuration. Absence de péritonite; pourtant le péritoine du petit bassin présente une teinte opaline anormale. Rien du côté des organes génitaux.

Obs. VI. — Pot à confitures extrait par fragments; guérison. (Observation de Desault. Boyer, Traité des maladies chirurgicales, t. X, p. 34.)

Un homme de 47 ans, se rendit à l'Hôtel-Dieu le 17 avril 1792, pour se faire ôter du rectum un vase de faïence qu'il s'y était introduit depuis huit jours, pour vaincre, disait-il, une constipation opiniâtre. Ce vase était un pot à confiture dont l'anse s'était cassée et le fond détaché : sa forme était conique et sa longueur de trois pouces. Il avait été introduit par son extrémité la moins large qui présentait deux pouces de diamètre. Lorsque le malade se présenta à l'hôpital, il avait déjà fait lui-même des efforts pour extraire ce corps étranger. L'écoulement de sang et l'excès de douleurs l'avaient forcé de suspendre ses tentatives. La partie supérieure du rectum renversée et invaginée dans le vase y formait une tumeur très-dure qui le remplissait complétement. Les parties environnantes étaient enflammées et cette circonstance rendait l'extraction plus difficile. Desault fit coucher le malade sur le côté, puis écartant l'intestin des parois du vase, il parvint à saisir celui-ci avec une forte tenette qu'il enfonça le plus haut possible et qu'il fit tenir ferme par un aide. Au moyen de ce point d'appui et avec une autre tenette introduite de la même manière, il parvint à briser le vase et à le retirer par petites parties sans blesser le rectum. Cette opération ne fut ni longue ni douloureuse, quoiqu'il eût été nécessaire d'introduire les tenettes un grand nombre de fois. Lorsque tous les fragments eurent été extraits, Desault repoussa la portion renversée du rectum au moyen d'un gros tampon de charpie enduit de cérat, soutenu au dehors par un bandage triangulaire. Le dévoiement cessa le sixième jour, alors l'intestin ne se renversait plus lorsque le malade allait à la selle, on diminua la grosseur du tampon et l'on cessa même d'en placer après le dixième jour lorsque les déchirures furent cicatrisées, et cet homme sortit de l'hôpital parfaitement guéri, quinze jours après l'opération.

Obs. VII. — Chope extraite avec forceps ; mort. (Observation de Velpeau, in Nélaton, Éléments de pathologie chirurgicale.)

En 1844, nous avons vu un homme qui à la suite d'une orgie, s'était introduit un grand verre à bière dans le rectum. Les tentatives d'extraction furent infructueuses ; on avait pris un forceps mais le verre se brisa ; on ne put extraire que le fragment le moins volumineux. M. *Velpeau* fut obligé de retourner le corps étranger et malgré le soin qu'il prit de protéger les parois de l'intestin à l'aide d'une corne dont on se sert pour chausser les souliers, il ne put prévenir des dilacérations considérables. Le malade succomba huit jours après à un phlegmon du bassin.

Obs. VIII. — Manche de pelle extrait avec des tenettes; guérison. (Observation de M. Gillette. Bull. Soc. de chirurgie, 1877, p. 684.)

M...Toulanger, âgé de 61 ans, entré à Beaujon en septembre 1877, s'est introduit cinq jours auparavant, dans le rectum, l'extrémité d'un manche de pelle à enfourner le pain. Le toucher rectal pratiqué, le malade couché sur le côté droit permet à l'index de sentir très-haut, à 8 ou 10 centimètres environ, un corps dur et raboteux qu'il est cependant impossible de saisir avec les doigts ni avec des pinces à anneaux ordinaires. M. Gillette fait coucher cet homme sur le dos dans la position des femmes examinées au spéculum, deux doigts pénétrant dans la cavité rectale atteignent plus facilement le corps étranger, mais ne peuvent l'amener au dehors : on peut alors, à l'aide de tenettes à calcul vésical, et en guidant cet instrument avec deux doigts de la main gauche, saisir le morceau de bois par les extrémités de son diamètre transversal, l'attirer en bas, en lui faisant suivre la courbure du sacrum, et accoucher, pour ainsi dire, cet homme sans qu'il y eût le moindre écoulement sanguin. Avant l'extraction, le palper abdominal permettait de constater dans la fosse iliaque la présence d'un corps dur et très-résistant ; il était en effet situé en grande partie dans l'S iliaque; car, la longueur moyenne du rectum étant de 20 à 22 centimètres, si on ajoute à celle de ce manche de pelle qui est de 22 centimètres, la distance de 10 centimètres que parcourait le doigt avant de l'atteindre, on a 30 ou 32 centimètres. Ce corps étranger si volumineux (il a 4 centimètres de diamètre) n'avait pourtant déterminé aucun accident du côté de la cavité abdominale ; le malade n'avait accusé qu'un peu d'incontinence d'urine.

L'extraction fut suivie d'un écoulement ichoreux fétide qui fut combattu par des lavages désinfectants mais ne donna lieu à aucune complication fâcheuse, et le malade sortit de l'hopital sans avoir éprouvé, à aucun moment la moindre sensibilité du ventre.

Obs. IX. — Boules de flanelle et de savon extraites avec les doigts; mort. (Observation de MM. Lane et Owen. British medical Journal, mai 1874.)

Un policeman, ayant subi le 30 mars la réduction d'une hernie inguinale étranglée du côté gauche, présente le 31 des signes de péritonite grave. Cependant la hernie rentrait facilement et l'anneau était libre. M. Owen introduisant son doigt dans le rectum tombe sur une masse du volume d'une pomme, la retire, ainsi qu'une autre semblable qui se présente immédiatement : c'étaient des morceaux de flanelle disposés en boules. Sentant au loin une masse plus dure, M. Lane fait donner des lavements qui amènent successivement deux morceaux de savon dur de trois pouces de longueur environ sur deux de largeur et d'épaisseur. Peu de temps après l'état du patient s'aggrave, il accuse une douleur excruciante à la partie inférieure de l'abdomen, tombe dans le collapsus et meurt dans la soirée.

A l'autopsie, péritonite généralisée, surtout intense aux environs du sac herniaire. On trouve dans le bassin une quantité considérable de matières fécales qui s'étaient échappées par une ulcération de la partie supérieure du rectum. Toute la membrane muqueuse de cet intestin était d'une couleur sombre, presque en état de gangrène.

Le patient pour contenir un flux intestinal, s'était, selon son dire, introduit successivement, dans la nuit du 28 mars, les morceaux de savon et les boules de flanelle.

Selon toute apparence, une douleur abdominale et un vomissement qu'il éprouva le 29 amenèrent une plus grande longueur d'intestin dans le sac herniaire et l'étranglement. Cet étranglement et l'inflammation du rectum auront causé la péritonite. Malgré ses douleurs le malade n'entra à l'hopital que le 30 au soir.

La perforation trouvée à 8 pouces de l'anus, causée sans doute par l'un des angles des morceaux de savon, était restée probablement oblitérée jusqu'à l'élimination des corps étrangers par le lavement. A ce moment les matières fécales eurent toute liberté de pénétrer dans la cavité péritonéale, produisant ainsi le collapsus et la mort. Mais en l'absence de perforation, la péritonite aiguë eût amené sans doute une issue fatale.

Obs. X. — Bougie stéarique extraite avec des pinces; mort. (Observation de M. Tillaux. Gaz. des hôp., 1877, p. 695.)

Un homme s'est introduit une bougie dans le rectum il y a 10 jours environ.

Le chirurgien atteignait, par le toucher, la grosse extrémité de la bougie, qui avait été introduite par sa pointe ; mais les instruments écrasaient cette extrémité sans pouvoir la saisir. M. Tillaux voulut tenter la dilatation du rectum, mais le malade, scrofuleux, ayant eu des abcès des fosses ischio-rectales, les parois du rectum étaient indurées et ne se prêtèrent pas à la distension. Le soir, le malade eut quelques douleurs dans le ventre. Le lendemain matin, l'interne du service fit donner un lavement d'eau et de glycérine, qui distendit les parois intestinales et put extraire le corps étranger avec une tenette. Mais vers le soir les douleurs augmentèrent, et le malade succomba dans la journée du lendemain. A l'autopsie, on constata un peu de péritonite, et une eschare à 30 centimètres de l'anus, au point que comprimait l'extrémité de la bougie ; la perforation n'était pas encore complète. M. Tillaux présente ces pièces à la Société de chirurgie le 25 juillet 1877.

Obs. XI. — Pilon introduit dans le rectum ; mort par perforation. (Observation de M. Montanari. Gaz. hebd., 1861.)

Le Dr Montanari rapporte le fait d'un individu à qui il retira une première fois du rectum un pilon de cuisine de 30 centimètres de long sur 6 centimètres 1/2 de diamètre.

Plus tard le même individu ayant fait usage d'une espèce de matière recouverte de taffetas ciré, longue de 55 centimètres et épaisse de 7 centimètres à sa grosse extrémité, succomba le cinquième jour à une péritonite.

L'intestin ne présentait pas de perforation ; mais au niveau de l'S iliaque il portait une cicatrice récente, intéressant toute l'épaisseur des parois ; la perforation produite par le corps étranger s'était, par conséquent, cicatrisée rapidement.

Obs. XII. — Flacon extrait par la main d'un enfant. (Observation de Nollet, chirurgien du roi dans l'hôpital de la marine à Brest, d'après Hevin, Mémoires de l'Acad. royale de chir., t. I, p. 540.

Un religieux voulant se guérir d'une colique qui le tourmentait violemment, on lui conseilla de s'introduire dans le fondement une bouteille d'eau de la reine de Hongrie, où il y aurait une petite issue au bouchon, de laquelle l'eau distillât peu à peu dans l'intestin (ces sortes de bouteilles sont ordinairement longues), tellement qu'il la poussa si bien, qu'elle entra tout entière dans le rectum ; ce qui l'étonna étrangement. Il ne pouvait aller à la selle, ni recevoir de lavement ; on appréhendait l'inflammation et ensuite la mort. On envoya quérir une sage-femme, voir si elle pourrait introduire la main afin de retirer la bouteille ; ce qu'elle ne put faire. Pinces, becs de corbin et tous les spéculums n'y firent rien ; on ne pouvait même pas la casser ce qui aurait été même plus fâcheux, car les pièces l'auraient blessé. Enfin on trouva moyen de faire introduire la main d'un petit garçon de huit à neuf ans, qui eut assez d'adresse pour guérir ce bon religieux.

Obs. XIII (Dor, de Marseille, 1833). Extraction d'un pilon en bois introduit dans le rectum; rectite; mort. Gaz. méd. de Paris, 1835, p. 139.

Un Gênois âgé de 62 ans se passe un pilon en bois dans le rectum, il l'enfonce trop profondément et le laisse échapper. Efforts de défécations inutiles. On l'amène à l'Hôtel-Dieu à 9 heures du soir. L'instrument avait été introduit par sa petite extrémité ; la grosse de 2 pouces 1/2 environ de diamètre se sentait à 12 lignes de l'anus. Les doigts ne pouvaient le saisir, ils glissaient continuellement ; il fallut avoir recours à des instruments, à des pinces, à des tenettes, mêmes difficultés encore, il n'y avait pas de prise ; enfin après de longues tentatives, des pinces articulées à la manière des branches du forceps furent glissées très-haut contre le corps étranger et l'extraction fut faite. Mais bientôt, une inflammation se déclara avec intensité et la mort survint en trente heures.

OBS. XIV (de M. Howison). — Extraction d'une bouteille introduite dans le rectum. The Lancet, 25 mai 1867.

Un ouvrier, qui dansait sur des bouteilles dressées, manque son coup et se relève avec une bouteille complétement entrée dans le rectum.

On trouve le corps étranger à la réunion du côlon transverse et du côlon descendant. Une injection le fait descendre. On dilate le rectum avec le spéculum de Marion Sims, on opère des tractions avec une pince œsophagienne, enfin l'expulsion a lieu et on l'attribue surtout aux contractions intestinales, aidées des manœuvres.

On condamne le patient à rester un jour au lit et il est vite rétabli.

La bouteille avait 8 pouces de long, sur 4 de circonférence à la grosse extrémité et 1 pouce 1/2 de circonférence au col.

OBS. XV. — Corps étranger fourchu introduit dans le rectum et retiré au dix-huitième jour; guérison, par le Dr Raffy (de Puymirol) Gazette hebdomadaire, 1860, p. 509.

Le malade dont il s'agit présentait depuis douze jours environ une hémorrhagie anale intermittente. A l'en croire, ces pertes seraient survenues à la suite d'un effort précédent. Quand M. Raffy, le vit, le 26 septembre 1878, l'hémorrhagie continuait très-abondante, le malade était dans un état d'anémie extrême et éprouvait les plus violentes douleurs à l'anus et dans le rectum. Il niait résolument avoir avalé ou introduit dans le rectum un corps étranger. Le sphincter anal était fortement contracté; toutefois le doigt put pénétrer dans le rectum et y rencontra un corps dur et allongé. La contraction du sphincter faisait échouer toutes les tentatives d'extraction.

M. Raffy fendit alors le sphincter par un coup de bistouri, et le doigt put alors pénétrer complétement dans le rectum. On trouva un corps dur, allongé, à surface dépolie, qui paraissait implanté dans un des replis du rectum. Ce ne fut pas sans effort qu'à l'aide de deux doigts on amena au dehors une tige ligneuse de la grosseur du petit doigt qu'il fut impossible d'amener à plus de 1 centimètre en dehors de l'anus. Cette extrémité étant fixée par un aide, M. Raffy suivit la tige avec l'indicateur, et arriva à la rencontre d'une nouvelle tige qui paraissait articulée avec la première à angle aigu. Il fallut beaucoup de peine pour la dégager et l'amener dans l'axe du rectum. Rapprochant alors les deux branches, on retira une véritable fourche en bois parfaitement intacte. Les deux branches, de la grosseur du petit doigt, mesuraient un écartement de 7 centimètres et une longueur pour l'une de 8 centimètres, et pour l'autre de 7.

L'extraction de ce corps fut suivie de l'issue d'une abondante quantité de sang, mais qui n'eut point de durée. Le malade finit par se rétablir après une convalescence assez longue.

Obs. XVI. — Extraction d'un bâton hors du rectum, par Thomas, 1807. London medico-chirurgic. transactions, T. I.

Un gentleman pour se soulager d'une constipation rebelle à tous purgatifs s'introduisait chaque jour dans le rectum un bâton flexible de la grosseur du doigt, pendant douze mois le moyen lui réussit. Un jour le bâton s'introduit tout entier et ne peut être retiré par le patient qui éprouve cependant la même liberté du ventre pendant 7 jours encore.

Survient alors de la fièvre, du ballonnement du ventre, une anxiété très-grande augmentée encore par la nécessité de raconter au médecin son aventure.

Le doigt introduit dans le rectum n'arrive pas jusqu'au bâton, mais sur le flanc droit à égale distance de l'ombilic et de l'épine iliaque, on en sent très-bien l'une des extrémités.

Une bougie arrive enfin jusqu'à l'un des bouts du bâton, mais on ne peut le saisir avec le lithotriteur. On ordonne un lavement opiacé. Deux heures après le sphincter anal est trouvé fort dilaté, l'opérateur s'efforce de le dilater d'avantage et en 20 minutes, ayant introduit ses doits les uns après les autres, il avait la main tout entière engagée dans le rectum.

On trouva l'extrémité du bâton enclavée dans la concavité du sacrum, mais en faisant pencher le corps en avant on le dégagea et l'amena facilement au dehors.

Le corps étranger avait 9 pouces 1/2 de long avec une extrémité fort raboteuse.

Très-agité pendant plusieurs jours, le patient recouvra cependant une santé parfaite.

Obs. XVII. — Fiole à eau de Cologne introduite dans le rectum. (Communication de Velpeau à l'Académie de médecine. Gaz. méd. de Paris, 1849, p. 684.)

Un homme est entré dans mon service présentant une tumeur sous les fausses côtes droites ; cette tumeur dont on appréciait parfaitement la forme à travers les parois abdominales, qui étaient repoussées en avant, était causée, au dire du malade, par une longue fiole à eau de Cologne qu'il s'était introduite par l'anus et qu'il n'avait pas pu retirer ensuite, l'ayant poussée trop avant. Quelque extrordinaire que nous parût cette assertion, nous introduisîmes cependant le doigt dans le rectum, et il nous fut en effet possible de sentir la petite extrémité sur l'orifice de cette fiole ; nous parvinmes à la saisir et à en opérer facilement l'extraction ; elle a 28 centimètres de long. En même temps que l'extraction s'opérait, la tumeur de l'hypochondre droit disparaissait, et il n'a pas été possible de douter un instant que cette tumeur ne fût en effet produite par le corps étranger. Une fois l'extraction pratiquée, le malade s'est trouvé tout aussi bien portant qu'avant l'introduction du corps étranger, il ne se ressentit en aucune façon de cet accident.

Ce qui me semble digne d'être remarqué, c'est qu'un corps rigide ait pu aller directement de l'anus jusque sous les fausses côtes droites sans produire absolument aucune lésion de quelque importance.

Obs. XVIII. — Gobelet de verre extrait par fragments; guérison. (Observation de Parker, rapportée par Ruschenberger, American Journal of medical science, 1849, p. 409.)

Le 2 mars 1848, on présente au Dr Parker, à l'hôpital de Canton, un Chinois sexagénaire nommé Loo, à qui on avait introduit, vingt-quatre heures auparavant, un gobelet en verre dans le rectum. Les tentatives d'extraction déjà faites avaient brisé une partie du bord.

Le gobelet étant fortement fixé dans sa position, et les doigts ne pouvant que difficilement le contourner, on crut devoir l'extraire par fragments, n'espérant pas pouvoir le retirer intact. Protégeant le rectum avec une étoffe de coton, on brisa le gobelet avec un forceps en commençant du côté du pubis, puis les fragments ayant été retirés un à un, on fit basculer le fond du vase et on le fit sortir de champ. L'opération dura 1 heure et demie.

On lava ensuite l'intestin. L'hémorrhagie abondante fut arrêtée avec une solution de sulfate de cuivre et d'alun, injectée dans le rectum et maintenue avec une éponge.

La nuit suivante, le malade rendit plusieurs onces de sang coagulé; tous les accidents cessèrent ensuite.

Le traitement consista dans le repos, des opiacés, des laxatifs, une diète légère et des injections d'eau tiède ou de solution de nitrate d'argent dans le rectum.

Le quatorzième jour, la guérison était complète. Dimensions du gobelet : diamètre supérieur, 2 pouces 5/8; hauteur, 3 pouces 1/2; diamètre de la base, 1 pouce 7/8.

Obs. XIX. — Ovoïde en bois extrait avec le céphalotribe ; guérison. (Observation de M. le Dr Péan, chirurgien de l'hôpital Saint-Louis; rédigée d'après les souvenirs de M. Péan et les notes de MM. les Drs Brochin et Oger (inédite).

Le 4 août 1872, se présente, à l'hôpital Saint-Antoine, un homme qui s'était introduit dans le rectum un corps étranger, trois heures auparavant.

L'anus est fortement distendu. Le doigt, porté dans le rectum, rencontre à la hauteur de la deuxième phalange, un corps très-dur, de forme sphérique.

M. le Dr Péan tente l'extraction avec un petit forceps, mais ne parvient à l'effectuer qu'avec un céphalotribe.

En quelques instants, il fait sortir, la grosse extrémité la première, un ovoïde en bois tourné, présentant les dimensions suivantes : grand diamètre, 13 centimètres; petit diamètre, 7 centimètres.

L'opération ne fut suivie d'aucun accident.

Obs. XX. — Chope extraite avec les doigts; guérison. (Observation de Cloquet, Bull. Soc. de chirurgie, 1862.)

M. J. Cloquet raconte qu'en 1843, il a eu à extraire du rectum d'un homme une chope à bière, qui y était enfoncée le fond dirigé en haut, et l'ouverture regardant en bas.

L'auteur n'employa pas le forceps qui, dans une circonstance semblable, avait amené la rupture d'une chope; il dilata largement l'anus et saisissant, avec les doigts, le bord du vase, il l'amena au dehors. Quant au malade, il n'éprouva aucun accident immédiat, et dès qu'il fut débarrassé, il se sauva promptement.

Obs. XXI. — Verre à boire extrait par dilatation forcée; guérison. (Observation de Morel-Lavallée, Bull. Soc. de chirurgie, janvier 1859.)

M. Morel-Lavallée, pendant qu'il remplaçait Gerdy à la Charité, a vu un malade qui s'était introduit dans le rectum un verre de cabaret; un médecin ayant voulu se servir d'un spéculum, avait ébréché le verre. M. Morel chloroformisa le malade, fit glisser une compresse entre le rectum et le verre au niveau du point ébréché; et comme l'intestin était extrêmement contracté sur le corps étranger, il fit exécuter par des aides une dilatation forcée qui lui permit de retourner le verre, de manière à diriger sa petite extrémité du côté de l'anus, et en tirant légèrement il en fit l'extraction. Le malade fut pris du choléra qui régnait alors dans les salles et mourut.

A l'autopsie, on a constaté à peine un peu de rougeur de la muqueuse rectale, aucune fibre musculaire n'était rompue, il n'y avait aucune ecchymose dans la région anale. Ce fait prouve que l'on peut, dans des cas semblables, faire la dilatation forcée de l'anus, sans crainte d'amener aucun désordre dans cette région.

Obs. XXII. — Tuyau de pipe extrait du rectum ; guérison. (Observation de M. Huguier, Bull. Soc. de chirurgie, janvier 1859.)

M. Huguier met sous les yeux de ses collègues un tuyau de pipe en cerisier, de 19 centimètres de longueur, qu'il a extrait du rectum d'un individu, lequel prétendait se l'être introduit pour repousser des hémorrhoïdes. Ce bâton avait son extrémité inférieure pointue, piquée dans la paroi postérieure de l'intestin, au niveau de l'articulation sacro-coccygienne. M. Huguier en dégagea la pointe en repoussant en haut le corps étranger, qu'il enleva ensuite avec des pinces à polype.

Obs. XXIII. — Canule perdue pendant 8 jours dans le rectum; extraction facile; guérison. (Observation de M. Marc-Sée, Progrès médical, octobre 1878.)

M. Marc Sée ne pense pas qu'il faille trop se hâter, et les interventions radicales sont parfois inutiles; le corps étranger se déplace de lui-même et prend dans certains cas, une position nouvelle qui en permet l'extraction. Il cite à ce sujet une observation personnelle. Il soignait un malade pour une tumeur colloïde du rectum qui rendait la défécation presque impossible. La dilatation fut tentée avec une grosse canule en gomme. Un jour, le malade la poussa sans doute trop avant, toujours est-il qu'elle disparut dans le rectum, et que, pendant huit jours, toute tentative d'extraction fut vaine; mais le neuvième jour, on ne sait comment la canule changea de place ; on put la saisir avec les mors de la pince et la retirer sans encombre. Le malade mourut, mais beaucoup plus tard, par suite du progrès de son cancer.

Obs. XXIV. — Morceau de bois; gastrotomie ; guérison. (Observation de M. Réali, Gaz. méd. de Paris, 1849, p. 895.)

Sous le nom de cas très-extraordinaire, l'auteur raconte l'histoire, en effet fort bizarre, d'un paysan âgé de 40 ans, qui pour diminuer ses frais de nourriture eut l'idée de se fermer l'orifice anal. Il choisit en conséquence un morceau de bois irrégulièrement taillé, un peu émoussé à sa pointe et entaillé vers sa base à coups de serpette dirigés obliquement de bas en haut et de l'extérieur à l'intérieur. Ce corps avait 23 centimètres de longueur et 9 à 10 centimètres de circonférence.

Le brave homme s'introduisit le corps étranger dans le rectum si profondément qu'il ne put plus le retirer, et après avoir souffert pendant neuf jours de douleurs inouïes, il fut transporté, le 18 décembre 1848, à l'hôpital d'Orvieto.

M. Réali qui l'examina lors de son entrée, introduisit le doigt indicateur dans toute sa longueur, mais il ne put atteindre le morceau de bois, tant il avait pénétré haut.

Le chirurgien ayant reconnu l'impossibilité de l'extraction par les voies naturelles, ne vit pas d'autre moyen de salut que la gastrotomie, vu que les pointes qu'offrait l'extrémité du bouchon de bois, et le resserrement spasmodique du rectum contre ce corps mettaient obstacle à sa descente. Il ouvrit donc le ventre et y introduisit la main; mais avant de se décider à inciser l'intestin, il essaya encore, en pressant sur le corps étranger, d'en provoquer la sortie par où il était entré. Cette tentative ayant échoué on fut obligé d'inciser l'intestin pour extraire par là le morceau de bois.

On termina l'opération en recousant l'intestin, puis la paroi abdominale. La cure fut continuée jusqu'à parfaite guérison, aux applaudissements et à l'extase de tous, dit le texte italien.

Obs. XXV. — Introduction d'un corps étrager volumineux par le rectum jusque dans l'S iliaque; accidents d'occlusion; Laparo-entérotomie, par M. Studsguaard; guérison (1).

Jean F..., valet de pied, âgé de 35 ans, fut admis, le 10 janvier 1878, à l'hôpital de la commune de Copenhague; il sortit guéri le 16 avril 1878. La veille de son entrée, il s'était introduit dans le rectum un verre à champignons vide, le goulot en haut; il voulait, disait-il, par ce moyen remédier à une diarrhée rebelle. Le 10 janvier dans la matinée, il fut obligé d'appeler un médecin, des

(1) Nous avons emprunté cette observation à la thèse de M. Bulteau déjà citée.

douleurs aiguës s'étant manifestées dans le ventre. Il fut chloroformisé, mais le verre qui, avant l'administration du chloroforme, était accessible au toucher rectal, remonta vers la partie supérieure du rectum pendant le sommeil anesthésique. Le malade fut alors transporté à l'hôpital.

Le malade était épuisé; les douleurs de ventre allaient en s'accentuant; les vomissements n'étaient constitués que par le rejet de mucosités. A travers la paroi abdominale, un peu tendue, il était facile de s'assurer de la présence du verre dans la fosse iliaque gauche.

Dans la soirée, on chloroformisa le malade et l'on pratiqua la rectotomie linéaire postérieure. La main fut introduite jusqu'au troisième sphincter, qu'on n'osa pas forcer à cause de sa résistance. Le verre fut alors poussé en bas dans le petit bassin, en exerçant une pression avec les mains dans la fosse iliaque gauche à travers la paroi abdominale; mais le corps étranger n'avait aucune tendance à descendre dans le rectum. M. Studsguaard se décida immédiatement à pratiquer la laparo-entérotomie antiseptique.

Une incision de 0,10 centimètres, commençant à l'ombilic, fut faite sur la ligne médiane. On tira au dehors une anse, qu'on jugea être l'*S* iliaque, et par une incision de 0,04 centimètres pratiquée sur l'intestin, on put extraire le verre par son goulot. Des éponges et des compresses appliquées avec soin tout autour de la plaie intestinale empêchèrent les matières fécales de venir se mettre en contact avec le péritoine. La plaie de l'intestin fut fermée au moyen de douze ou quatorze sutures de catgut, d'après la méthode de Lembert; pour plus de sûreté, trois nœuds furent faits à chaque suture.

La plaie abdominale fut réunie avec huit sutures de soie à nœuds et à huit de chiffres alternativement (Hleppner).

L'opération dura une heure.

Le verre (1) avait une longueur de 0,17 centimètres; sa base avait 0,05 centimètres de diamètre, et son extrémité supérieure au goulot en avait trois. L'orifice était cassé dans une étendue de

(1) Ce verre, dont nous avons vu le dessin grandeur naturelle, représente une petite bouteille de conserves à parois très-épaisses et dont la base est plus large que le goulot.

0,003 millimètres en longueur; cette entaille était évidemment de date ancienne; elle présentait des bords tranchants.

La guérison traîna en longueur et le pronostic fut pendant longtemps incertain, à cause d'une péritonite locale avec formation d'abcès que j'ouvris sur la ligne médiane et à travers le rectum, dont la paroi postérieure était soulevée par une poche purulente.

Deux jours après l'opération, des gaz s'échappèrent par l'anus, et dès le neuvième jour, le malade avait des selles spontanées qui étaient bien moulées et non purulentes. Il quitta l'hôpital, complètement guéri, le 16 avril 1878; les muscles sphinctériens fonctionnaient normalement déjà depuis longtemps.

Réflexions. — Étais-je autorisé à opérer le malade? Quelques-uns me répondront que, d'une manière générale, et également dans le cas particulier, la gastrotomie n'était pas indiquée; d'autres auraient été d'avis d'attendre. Je ferai pourtant remarquer qu'une tentative d'extraction, par la méthode de Simon, fut faite, mais en vain, car il m'était impossible d'introduire dans le rectum plus de deux doigts; je ne pus même atteindre facilement l'angle sacro-vertébral qu'après avoir pratiqué la rectotomie linéaire postérieure jusqu'au coccyx. Simon dit (Langenbeck's, Archiv., vol. XV, p. 101) : que trois ou quatre doigts peuvent être introduits dans le rectum jusque dans l'anse inférieure de l'S iliaque; cette assertion me semble inexacte d'une manière générale. Quant à moi, j'ai été plusieurs fois obligé de m'en abstenir à cause de la grande résistance que j'éprouvais à introduire ma main, et pourtant la plus grande circonférence de ma main mesure 0,025 millimètres de moins que les dimensions indiquées par Simon pour pratiquer facilement l'exploration rectale. Il est possible que la résistance que j'ai éprouvée tînt à un spasme circulaire qui mettait également obstacle au glissement du verre par en bas. Je cessai rapidement mes tentatives d'extraction par le rectum ; du reste, l'entaille du goulot qu'on découvrit plus tard, aurait pu facilement perforer l'intestin par une pression immodérée. Il ne lui restait alors que les chances d'une laparo-entérotomie ou l'expectation ; les motifs suivants me décidèrent à la première alternative : Pouvait-on espérer que le corps étranger fût expulsé par les simples contractions de l'intestin ? Il me parut plus rationnel d'admettre que le corps étranger déterminerait des accidents d'iléus mortels, et qu'une péritonite devait survenir fatalement.

Un corps étranger de telles dimensions ne pouvait, à mon avis, passer à travers la paroi abdominale après avoir déterminé un travail inflammatoire ulcératif local, sans exposer le malade à des accidents tout au moins aussi graves que ceux qui pouvaient résulter d'une incision abdominale. Pour ces raisons, je préférai la laparo-entérotomie immédiate, en faisant l'incision sur la ligne médiane, comme dans l'ovariotomie.

Je rejetai l'entérotomie par le procédé de Littre, parce que l'espace dans lequel doit manœuvrer le chirurgien est rendu trop étroit par la direction oblique des fibres musculaires. J'ai donné la préférence à la suture de Lembert (inversion des bords avec adossement des surfaces péritonéales), parce qu'elle est moins compliquée que celle de Jobert (invagination de toute la partie incisée de l'intestin, avec sutures circulaires), qu'elle se fait plus promptement et avec moins de manipulations de l'intestin.

CONCLUSIONS ET RÉSUMÉ

A. — 1° Selon toute vraisemblance, un corps étranger conique introduit dans le rectum par sa petite extrémité remontera dans l'S iliaque, et peut-être dans le colon transverse ; au contraire il restera dans le rectum, d'où il sera expulsé facilement, s'il a été introduit par son extrémité la plus large.

2° La longueur des corps étrangers ne paraît pas avoir d'influence sur leur marche dans l'intestin.

3° La circonférence d'un corps étranger, lorsqu'elle est supérieure à 18 centimètres, interdit à cet objet le passage dans l'S iliaque, mais elle ne favorise nullement ce passage quand elle est inférieure à cette limite.

4° Le séjour prolongé d'un corps étranger dans le rectum peut déterminer des contractions intestinales d'une puissance extraordinaire, capables de faire passer le corps étranger dans l'S iliaque, même avec surdistension du calibre de cet intestin.

B. — La rectite aiguë ou chronique avec ses complications de phlegmon périrectal aigu ou chronique, de péritonite par gangrène ou par propagation, sont les désordres produits par la présence des corps étrangers restés dans le rectum ou partiellement engagés dans l'S iliaque. Les signes de ces affections, éclairées par le toucher rectal, indiquent la présence de corps étrangers dans la portion inférieure du gros intestin.

La péritonite par perfortion directe ou par simple présence du corps étranger dans l'intestin, est la seule lésion produite par les corps étrangers remontés dans l'S iliaque. Les signes de la péritonite précédés de ceux de l'occlusion intestinale aiguë, les renseignements positifs fournis par le palper abdominal, les aveux du patient, le résultat négatif du toucher rectal permettent d'affirmer la présence du corps étranger dans les portions supérieures du gros intestin.

C. — La constatation d'un corps étranger dans le gros intestin entraîne toujours un pronostic grave : dans les cas connus de corps étrangers restés dans le rectum ou partiellement engagés dans l'S iliaque, un malade sur cinq a succombé ; deux sur cinq sont morts, parmi ceux chez qui le corps étranger était passé complétement dans l'S iliaque.

D. — Avant l'apparition des accidents, l'abstention de toute opération grave est commandée par des exemples nombreux de tolérance intestinale et d'expulsion spontanée.

Les accidents obligeant d'agir, si l'objet est dans le rectum ou partiellement seulement dans l'S iliaque, l'extraction avec les doigts, les sondes, les pinces, l'impulsion par l'abdomen seront tentées ; puis la dilatation de l'anus ayant été faite et complétée au besoin par la rectotomie linéaire postérieure et la résection du coccyx, l'exploration prudente, mais complète de l'objet ayant fait connaître la nature de sa surface et le degré de résistance de ses parois, on emploiera pour l'extraction des instruments peu volumimineux, tels que les différents forceps, de préférence à la main, dont l'introduction jusqu'à l'angle sacro-vertébral, à la manière de Simon, est dangereuse.

En présence d'un corps étranger complétement engagé dans les portions supérieures du gros intestin, des accidents d'occlusion intestinale étant déclarés, si la température du malade est notablement supérieure à la normale, on s'abstiendra de toute opération ; mais si la température est inférieure ou à peu près égale à la normale, on pratiquera immédiatement la laparo-entérotomie par incision sur la ligne médiane.

LISTE DE 34 OBSERVATIONS
DE CORPS ÉTRANGERS DU RECTUM

D'après Hévin (résumé d'observations), in Mém. de l'Acad. royale de chirurgie, t. I, p. 540, 1743.

MARCHETTIS. — Queue de cochon extraite du rectum.
NOLLET. — Flacon extrait par la main d'un enfant.

C'est à dessein que je ne rapporte pas 7 autres cas signalés dans le Mémoire d'Hévin, et qui sont relatifs à des corps étrangers du rectum venus de l'estomac.

D'après Morand, Mém. Acad. royale de chirurgie, t. III, p. 620, 1753.

GÉRARD. — Affiquot retiré d'un rectum avec des pinces.
BONHOMME (d'Avignon). — Navette extraite avec des tenettes.

DESAULT. — Pot de confitures extrait par fragments; guérison. In BOYER, Traité des malad. chirurgic., t. X, page 34.

THOMAS. — Bâton extrait avec la main; guérison. In London, Medico-chirurg. Transactions, t. I.

DOR — Pilon extrait avec des pinces; mort. Gaz. médic. de Paris, 1835, p. 139

CUMANO. — Fiole enclavée dans le sacrum, extraite avec le forceps; guérison. Gaz. médic. de Paris, 1838, p. 793.

DOR. — Fourchette extraite du rectum; guérison. Gaz. méd. de Paris, 1835.

REYMONET. — Bouteille extraite du rectum avec pinces; guérison. Gaz. méd. de Paris, 1835.

CLOQUET. — Chope extraite avec les doigts, guérison. Bullet. Soc. de chirurgie, 1862.

VELPEAU. — Chope extraite avec forceps; mort. In Nélaton, Élém. de path. chirurgicale, t. V, p. 41, 1844.

PARKER. — Gobelet de verre extrait par fragments; guérison. American Journal of medical Science, 1849, t. XVII, p. 409.

VELPEAU. — Fiole extraite avec les doigts; guérison. Gaz. méd. de Paris, 1849, p. 684.

REALI. — Morceau de bois, gastrotomie; guérison. Gaz. méd. de Paris, 1849, p. 895.

ALIBRAN. — Morceau de bois extrait avec la main; mort. Gaz. des hôpitaux, 1849, p. 561.

SCARPA. — Bâton extrait avec une sonde; guérison. Gaz. méd. de Paris, 1855. p. 143.

SAUCEROTTE. Cheville de bois extraite avec une vrille, Mélanges de chirurg. par Saucerotte; guérison.

BUCQUOY. — Extraction d'un verre à boire; guérison. Bullet. Soc. anatom., 1858, p. 23.

SIREDEY. — Fiole extraite avec les doigts; guérison. Bullet. Soc. anatom., 1858, p. 23.

HUGUIER. — Tuyau de pipe extrait du rectum; guérison. Bullet. Soc. de chirurgie, janvier 1859.

MOREL-LAVALLÉE. — Verre à boire extrait par dilatation forcée; guérison. Bullet. Soc. de chirurgie, janvier 1859.

RAFFY. — Fourche en bois extraite par incision du sphincter; guérison. Gazette hebdom., 1860, p. 509.

CLOSMADEUC. — Étui en fer dans le côlon transverse; mort. Bullet. de chirurg., mai, 1861.

MONTANARI. — Pilon introduit dans le rectum; mort par perforation. Gaz. hebdom., 1861.

DÉSORMEAUX. — Demi-bouteille extraite avec forceps; guérison. Bullet. Soc. de chirurg., février 1862.

LAROYENNE. — Verre à boire resté 54 jours dans le rectum, extraction avec forceps; mort. Gazette médicale de Lyon, 1867, n° 1.

HOWISON. — Extract, d'une bouteille avec des pinces. The Lancet, 1867; guérison.

Péan. — Ovoïde en bois extrait avec céphalotribe ; guérison. Observat. inédite, 1872.

Lane et Owen. — Boules de flanelle et de savon extraites avec les doigts ; mort. British medical Journal, mai 1874.

Tillaux. — Bougie stéarique extraite avec pinces ; mort. Gaz. des hôpitaux, 1877, p. 695.

Gillette. — Manche de pelle extrait avec des tenettes ; guérison. Bullet. Soc. de chirurgie., 1877, p. 684.

Marc-Sée. — Canule perdue pendant 8 jours dans le rectum, extraction facile ; guérison. Progrès médical, octobre 1878.

Studsguaard. — Flacons à cornichons extrait par gastronomie ; guérison. Bullet. Soc. de chirurgie, 1878.

INDEX BIBLIOGRAPHIQUE

ALLINGHAM. — Traité des maladies du rectum. Traduction Poinsot, 1877.

AMUSSAT. — Mémoire sur la possibilité d'établir un anus artificiel dans la région lombaire sans pénétrer dans le péritoine. Paris, 1839.

ASHURST (B). — De la laparatomie dans l'occlusion intestinale, American Journal of med. Science, 1874.

BARDINET. — Corps étranger de l'intestin. Gaz des hôpitaux, 1859, n° 24.

BOYER. — Traité des maladies chirurgicales, t. X, p. 30.

BULTEAU. — De l'occlusion intestinale au point de vue du diagnostic et du traitement, Th. Paris, 1878.

CHAUME, Corps étranger arrêté dans le rectum, Bullet. Soc. anatom., 1870.

CHOPART et DESAULT. — Traité des maladies chirurgicales, t. II, p. 391.

CURLING. — On the deseases of the rectum.

DANDRIDGE. — (Traduit par M. le Dr L. H. Petit). Dangers de l'exploration du rectum avec la main. Bullet. général de thérapeutique, 1876.

DESAULT. — Journal de chirurgie. t. III, p. 177.

Dictionnaire encyclopédique des sciences médicales, article *rectum*, par TRÉLAT et DELENS.

Dictionnaire (nouveau) de médecine et de chirurgie pratiques, article *Défécation*, par Paul BERT.

DUPLAY. — Quelques faits de péritonite simulant l'étranglement interne. Archiv. génér. de médecine, 1876.

GROSS. — A system of surgery, t. II, p. 565.

GRUNBLATT. — Corps étranger arrêté dans le rectum. WIENER, méd. Presse, 1875.

HENROT. — Des pseudo-étranglement que l'on peut rapporter à la paralysie de l'intestin, Th. Paris, 1865.

HOLMES. — System of surgerey, t. IV, p. 792.

KOCHER. — De l'extirpation du rectum après résection du coccyx. Centralb. für Chirurg. 1874.

MALGAIGNE et LEFORT. — Manuel de méd. opératoire, 8me édition, t. II.

MARCÉ. — Corps étranger arrêté dans le rectum. Bullet. Soc. anat. 1861.

MOLLIÈRE. — Traité des maladies du rectum et de l'anus.

MOREAU (A). — Expériences physiologiques sur l'intestin. Bullet. Acad. méd., t. XXI. nº 15.

NÉLATON. — Pathologie chirurgicale, t. V.

O'BEIRNE. — New views of the process of *Defecation*. Dublin, 1833.

PÉAN. — Mémoires sur l'ovariotomie.

PFLÜGER. — Inflence des nerfs splanchniques sur les mouvements de l'intestin. Comp. rendus de la Soc. de biologie, 2e série, 1858-1859.

RAYMOND. — Extirpation des tumeurs, Th. Paris, 1870.

ROBERT. — Rétrécissement du sphincter par excision en avant du coccyx. Mém. Acad. méd., 1843, T. X, p. 88.

SAPPEY. — Traité d'anatomie descriptive, t. IV.

SERGEANT. — Des palpitations artérielles idiopathiques de l'abdomen. Th. Paris, 1874.

SIMON. — sur l'exploration du rectum avec la main. Archiw für Klinisch chirurgie, t. XV, 1873.

SMITH. — The surgery of the rectum.

TARDIEU. — Étude médico-légale sur les attentats aux mœurs.

VERNEUIL. — Résection du coccyx pour faciliter la formation d'un anus périnéal, dans les imperforations du rectum. Gaz des hôpitaux, 1873, p. 693.

VERNEUIL. — Leçon sur la rectotomie linéaire. Gaz. hebdomadaire, 1874, p. 197.

Paris. — A. PARENT, imprimeur de la Faculté de Médecine, rue M.-le-Prince, 29-31.

NOUVELLES PUBLICATIONS DE LA LIBRAIRIE V. ADRIEN DELAHAYE ET Cie

Des diarrhées chroniques, et de leur traitement par les Eaux de Plombières par le docteur BOTTENTUIT, ancien interne des hôpitaux de Paris, rédacteur en chef de la *France Médicale*, médecin consultant aux eaux de Plombières, etc. in-8° 2 fr.

Guide médical aux Eaux de Plombières, par les docteurs BOTTENTUIT et HUTIN, avec 18 gravures et un plan des environs. Edition Diamant, reliée 3 fr.

Traité pratique des maladies des reins, par S. ROSENSTEIN, professeur de clinique médicale à Grœningue, Traduit de l'allemand par les docteurs BOTTENTUIT et LABADIE-LAGRAVE, 1 vol. in-8.......... 10 fr. »
Cartonné.......... 11 fr. »

Le diabète sucré et son traitement diététique, par A. CANTANI, professeur et directeur de clinique médicale à l'Université royale de Naples. Ouvrage traduit et annoté par le Dr H. CHARVET. 1 vol. in-8, avec 3 planches. Broché ..... 8 fr. »

Maladies chirurgicales du pénis, par J.-N. DEMARQUAY, chirurgien de la Maison municipale de santé, membre de l'Académie de médecine. Ouvrage publié par les docteurs G. VŒLKER et J. CYR. 1 vol. in-8, avec figures dans le texte et 4 planches en chromolithographie. Broché.......... 11 fr. »
Cartonné.......... 12 fr. »

Leçons de clinique médicale, faites à l'hôpital de la Charité, par le professeur JACCOUD. 1 fort vol. in-8 de 878 pages, avec 29 figures et 11 planches en chromolithographie, 3e édition, avec un joli cartonnage en toile.......... 16 fr.

Leçons de clinique médicale, faites à l'hôpital Lariboisière par le professeur JACCOUD 2e édit. 1 vol. in-8 accompagné de 10 planches en chromolith. Cartonné. 16 fr.

Traité d'anatomie descriptive, avec figures intercalées dans le texte, par PH.-C. SAPPEY, professeur d'anatomie à la Faculté de médecine de Pari , etc. 3e édition entièrement refondue, 4 vol. in-8. 1876-1877.......... 60 fr.
Cartonné.......... 65 fr.
Quelques exemplaires sur papier velin.......... 80 fr.

Leçons de clinique obstétricale, professées à l'hôpital des Cliniques, par le Dr DEPAUL, professeur de clinique d'accouchements à la Faculté de médecine de Paris, membre de l'Academie de médecine, rédigées par M. le Dr DE SOYRE, chef de clinique, revues par le professeur. 1 vol. in-8, avec figures intercalées dans le texte.......... 16 fr. »

Clinique médicale, par le Dr GUENEAU DE MUSSY, médecin de l'Hôtel-Dieu, membre de l'Académie de médecine, etc. 2 vol. in-8.......... 24 fr. »

Traité pratique des maladies du larynx, précédé d'un Traité complet de laryngoscopie, par le Dr CH. FAUVEL, ancien interne des hôpitaux de Paris. 1 vol. in-8, avec 144 figures dans le texte et 20 planches, dont 7 en chromolithographie. Broché.......... 20 fr. »
Cartonné.......... 21 fr. »

L'ancienne Faculté de médecine de Paris, par M. CORLIEU. 1 vol. petit in-8, de 283 pages. 1877.......... 5 fr. »

Les causes de la gravelle et de la pierre étudiées à Contrexéville pendant neuf années de pratique médicale, par DEBOUT. 1 vol. in-8 de 138 pages avec 32 figures dans le texte. 1876.......... 3 fr. »

Essai sur les variations de l'urée et de l'acide urique dans les maladies du foie, par GENEVOIX. In-8 de 107 pages. 1876.......... 2 fr. 50

Traité d'anatomie pathologique, par M. LANCEREAUX, professeur agrégé à la Faculté de médecine de Paris, médecin des hôpitaux, etc. Tome 1er. Anatomie pathologique générale. 1 fort vol. in-8 de 838 pages avec 267 figures intercalées dans le texte. 1877. 20 fr. Cartonné.......... 21 fr. »

Leçons sur les affections de l'appareil lacrymal comprenant la glande lacrymale et les voies d'excrétion des larmes, par MM. PANAS et CHAMOIN. 1 vol. in-8 avec figures dans le texte. 1877.......... 5 fr. »

Leçons cliniques sur les maladies du cœur, professées à l'Hôtel-Dieu de Paris, par M. BUCQUOY. *Troisième édition*, 1 vol. in-8 de 170 pages, avec figures dans le texte, cartonné en toile. 1873.......... 4 fr. »

Leçons cliniques sur la syphilis étudiée plus particulièrement chez la femme, par M. Alfred FOURNIER, professeur agrégé, médecin de l'hôpital de Lourcine. 1 fort vol. in-8 avec tracés sphygmographiques. 1873. Br. 15 fr. Cart.......... 16 fr. »

Frascator : la Syphilis, 1530 ; le Mal français, 1546, par M. Alfred FOURNIER ; traduction et commentaire. 1 vol. in-12 de 210 pages. 1870... 2 fr. 50

Paris. — Typ. A. PARENT, imp. de la Faculté de médecine rue M.-le-Prince, 29-31.

www.ingramcontent.com/pod-product-compliance
Lightning Source LLC
LaVergne TN
LVHW021523140926
848035LV00047B/1175